# 数字健康的发展与实践

池　慧　高东平　林炜炜　主编

U0339767

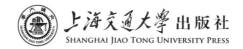

上海交通大学出版社
SHANGHAI JIAO TONG UNIVERSITY PRESS

**内容提要**

　　数字健康既关乎人民健康，也关乎经济发展，甚至成为数字经济时代国家综合竞争力的重要组成部分。中国拥有全球数字健康最大的应用场景，数字健康将成为产业互联网时代最广阔的赛道，拥有数万亿级的市场空间。中国必须抓住数字健康发展的重大历史机遇，加大政策供给、产业激励、技术创新，进一步提升老百姓在医疗健康领域的安全感、获得感、幸福感，为中国新经济的腾飞贡献力量。"十二五"和"十三五"期间，我国数字健康发展飞速。本书主要介绍数字健康产生的背景、大致历程以及相关标准和重要应用，结合十多年来各地优秀的实践，提出数字健康发展面临的挑战与建议。

**图书在版编目（CIP）数据**

　　数字健康的发展与实践 / 池慧，高东平，林炜炜主编. --上海 : 上海交通大学出版社，2023.12
　　ISBN 978-7-313-29714-3

　　Ⅰ. ①数… Ⅱ. ①池… ②高… ③林… Ⅲ. ①数字技术－应用－医疗保健事业－研究－中国 Ⅳ. ①R199.2-39

　　中国国家版本馆CIP数据核字（2023）第202303号

## 数字健康的发展与实践

SHUZI JIANKANG DE FAZHAN YU SHIJIAN

| | | | | |
|---|---|---|---|---|
| 主　　编： | 池　慧　高东平　林炜炜 | | | |
| 出版发行： | 上海交通大学出版社 | 地　　址： | 上海市番禺路951号 |
| 邮政编码： | 200030 | 电　　话： | 021-64071208 |
| 印　　制： | 广东虎彩云印刷有限公司 | | |
| 开　　本： | 710mm×1000mm　1/16 | 经　　销： | 全国新华书店 |
| 字　　数： | 208千字 | 印　　张： | 12 |
| 版　　次： | 2023年12月第1版 | 插　　页： | 3 |
| 书　　号： | ISBN 978-7-313-29714-3 | 印　　次： | 2023年12月第1次印刷 |
| 定　　价： | 198.00元 | | |

# 编委会

◎ 主　编

池　慧　高东平　林炜炜

◎ 副主编

齐　燕　孙晓北

# 主编简介

## 池　慧

　　女，曾任中国医学科学院医学信息研究所所长、研究员，第十一届、第十二届、第十三届全国政协委员，第十二届、第十三届全国政协人口资源环境委员会委员，九三学社第十四届中央委员会委员。中国生物医学工程学会副理事长兼秘书长，中国经济社会研究理事会理事。长期从事医学、健康和医疗器械领域相关情报研究工作。主编出版《七十年中国健康发展之路》《全球医疗人工智能创新力发展报告》《中国医疗器械创新力发展报告》等多部著作。

**高东平**

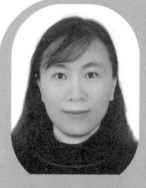

女，中国医学科学院医学信息研究所研究员。近3年承担和参与多项国家层面健康科技战略相关研究，主持国家科技创新2030新一代人工智能专项重大项目1项，国家社会科学基金重大项目子课题1项，重点研发计划子课题1项；主持多项国家卫生健康委员会委托项目。作为负责人进行了《"健康中国2030"规划纲要》实施与监测评价指标体系研究与指南编写，作为执笔人完成了国家中长期科学和技术发展规划纲要（2006—2020年）实施评估（人口健康领域）与国家中长期科学和技术发展规划纲要（2021—2035年）战略研究（人口健康领域医学大数据子领域）。主编著作1部，组织完成报告百余份，获得软件著作权5份。

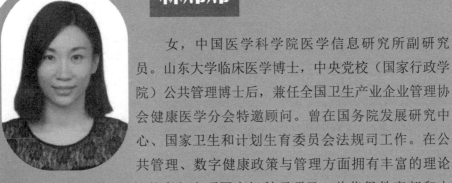

女，中国医学科学院医学信息研究所副研究员。山东大学临床医学博士，中央党校（国家行政学院）公共管理博士后，兼任全国卫生产业企业管理协会健康医学分会特邀顾问。曾在国务院发展研究中心、国家卫生和计划生育委员会法规司工作。在公共管理、数字健康政策与管理方面拥有丰富的理论成果和实践经验。承担并参与多项国家级科研项目，曾获得教育部和山东省科技厅科研成果二等奖。在国内外知名刊物上发表文章20余篇，主编著作1部，参编著作5部，拥有发明专利1项。

# 前言 FOREWORD

数字健康是以数据资源为要素、以信息网络为载体、以通信技术为支撑，为卫生健康领域提供数字技术、产品、服务、基础设施、解决方案等一系列的管理和服务活动。它既关乎人民健康，也关乎经济的发展，甚至成为数字经济时代国家综合竞争力的重要组成部分。《2030年可持续发展议程》强调，信息和通信技术的普及，以及全球互联互通具有巨大的潜力，可以加速包括健康在内的社会经济发展，弥合数字鸿沟和发展知识社会。卫生领域认识到，信息和通信技术为实现与卫生有关的可持续发展目标带来了新的机遇和挑战。因此，全球卫生界日益达成共识，即数字、前沿信息和通信技术的战略性和创新性使用将使更多的人在突发卫生事件时得到更好的保护，确保更多的人受益。

中国拥有全球最大的数字健康应用市场，产业规模预计可达数万亿级，将成为产业互联网时代最广阔的赛道。"十二五"和"十三五"期间，我国数字健康发展迅速，已成为医疗服务体系中不可或缺的组成部分。可以看出，数字技术是可持续卫生系统和全民健康覆盖的重要组成部分和促成因素，为了实现其潜力，数字卫生计划必须成为更广泛的卫生系统的一部分，并以强有力的战略为指导。中国必须抓住数字健康发展的重大历史机遇，加大政策供给、产业激励和技术创新，全力推进产业快速稳健发展,构建以人民健康为中心的健康维护体系,实现更有效且高效的全民健康管护,进一步提升民众的获得感和幸福感。

在这样一个数字健康发展时期,我们特编写《数字健康的发展与实践》一书,旨在为传统医疗卫生服务向数字健康发展阶段的迈进提供参考信息。本书主要介绍了数字健康产生的背景、大致历程、各级相关标准、重要技术和典型应用,站在多个不同的视角分析数字健康发展面临的问题与挑战,归纳发展建议。本书内容精炼,条理清晰,汇聚了编者工作多年来深入研究积累的丰富经验,能够为读者开辟思考数字健康发展与实践的新思路,可供社会各界关心数字健康发展的人士参考阅读。

本书编写虽然力求完善,但由于编写时间有限,加之现代数字健康发展日新月异,书中内容难免出现纰漏,还望读者积极予以纠正,在此表示衷心感谢。

池慧　高东平　林炜炜

中国医学科学院医学信息研究所

2023 年 2 月

# 目录 CONTENTS

# 第一章

# 数字健康概述

## 第一节 数字健康的概念与特点

### 一、数字健康的概念

#### (一)数字健康的定义

近年来,数字健康因其快速发展的态势而成为各方高度关注的一个新兴领域。但关于数字健康的理论与学术研究仍然缺乏,仅有的少数研究主要集中于对实践应用的分析总结,即着重探讨数字技术在健康产业中的运用,分析数字健康行业未来的发展趋势和投资机会,特别是探讨远程数字技术在个人健康信息采集和传输的无线智能化、健康信息处理的自动化、健康管理上的应用。也有研究关注数字健康发展中的数据安全问题,探讨数字健康发展中存在的循证标准、隐私、监督、问责制和公众信任等问题,以及国家和国际社会对数据的治理和管理。

各国政府对数字健康的定义尚未有一致的结论。欧盟对于数字健康的定义是运用先进的信息通信技术来满足普通市民、患者、医疗人员,以及医疗政策制定者的需求[1]。美国食品和药品监督管理局(Food and Drug Administration,FDA)则将广义的数字健康定义为:"包括移动健康、健康信息技术、可穿戴设备、

---

[1] Gianluca Quaglio, Claudio Dario and Panos Stafylas, "E-Health in Europe: Current Situation and Challenges Ahead," Health Policy and Technology, no.4(2016): 314-317.

远程保健、远程医疗及个体化医学"[1]。学术界也很难给"数字健康"做出一个准确的定义。有学者认为,数字健康是"使用信息通信技术来改善人类健康、医疗保健服务及个人和跨人群的健康"[2]。亦有学者提出,数字健康是"利用数字媒体来改变医疗服务的构想和提供方式"[3]。

2019年,世界卫生组织发布的《数字健康全球战略(2020—2024)》指出,数字健康是与开发和使用数字技术改善健康相关的知识和实践领域。其内容包括广泛的智能设备;使用智能连接设备的数字消费者;与物联网、人工智能、大数据和机器人技术相结合的健康服务等。已有的定义主要以列举法表述数字健康的内容和实践形式。随着数字技术和数字健康的不断发展,仅从技术运用的方式方面对数字健康进行定义明显有其局限性,因而需要探讨形成新概念以适应不断丰富的内容。

"数字健康"中的"数字"指的是数字技术,以互联网、大数据、人工智能为代表,"健康"是指个人在身体、精神和社会等方面处于良好的状态。由前述分析,结合健康治理的发展及数字健康与健康治理的内在相关性,数字健康不仅仅是与数字技术相结合的健康管理服务实践形式,而且是借由数字技术实现的健康管理和健康治理。

由此,可以对数字健康进行狭义与广义2种界定。狭义的数字健康是指数字技术与医疗服务相结合,以满足健康需求为目标而开展的创新性经营活动。主要通过借助信息化手段建立个体的健康档案,针对个体或群体的健康风险因素进行有针对性的健康管理,借助互联网和大数据等数字技术开展远程医疗和其他医疗健康服务,实现医疗服务水平的提升。广义的数字健康则是指与数字技术相结合的健康治理,在内容上包含了狭义的数字健康,即借助数字技术开展的医疗服务与健康保障活动,但更加强调与健康治理相关的多主体、多层面通过信息、数字技术实现协同合作,即以居民健康为中心,覆盖各级医疗机构,在纵向协调市、区(县)、乡、村各层级工作的基础上,横向推进医疗、医药、医保、医养、公

[1] "Digital Health Center of Excellence,"February 19,2020,https://www.fda.gov/medicaldevices/digitalhealth/#mobileapp.

[2] Patty Kostkova,"Grand Challenges in Digital Health,"Frontiers in Public Healthy,December 19,2020,https://www.frontiersin.org/articles/10.3389/fpubh.2015.00134/full.

[3] Leslie Robinson and Marie Griffiths,et al,"The Use of Digital Health Technology and Social Media to Support Breast Screening,"December 19,2020,http://link.springer.com.

共卫生联动融合,实现数据、服务、资源和资金信息的互联互通,从而促进居民健康水平的提升。

数字健康经历了医疗信息化、远程医疗、智慧医疗、智慧健康、互联网＋医疗健康等概念演变。

(1)医疗信息化即医疗服务的数字化、网络化、信息化,是指通过计算机和现代网络通信技术,为各医院和各部门之间提供患者诊疗信息和医院管理信息的收集、存储、处理、提取和数据交换,并满足所有授权用户的功能需求。根据国际统一的医疗系统信息化水平划分,医疗信息化分为医院信息管理系统、临床信息管理系统和公共卫生信息化。根据《2003－2010 年全国卫生信息化发展规划纲要》,区域卫生信息系统包括电子政务、医保互通、社区服务、双向转诊、居民健康档案、远程医疗、网络健康教育与咨询,实现预防保健、医疗服务和卫生管理一体化的信息化应用系统[1]。

(2)远程医疗是高水平医院的医师通过计算机技术、遥感技术、遥测技术和遥控技术,突破地理范围的限制,对医疗条件较差的边远地区患者进行远距离咨询、诊断和治疗。

(3)智慧医疗和智慧健康都是采用先进的物联网技术,不同的是,前者是实现患者与医务人员、医疗设备、医疗机构之间的互动,后者是实现健康、亚健康人群的健康监测与管理。

(4)"互联网＋医疗健康"是以互联网为载体、以新一代新兴信息技术为手段,与传统医疗深度融合而形成的新业态。从空间位置来讲,它在远程医疗的基础上进一步突破了医院的藩篱,医师和患者不拘泥于线下实体医院,选择在线上虚拟医院进行疾病复诊。从覆盖范围来讲,它包括"互联网＋"药品供应保障服务、医疗保障结算服务、公共卫生服务、家庭医师签约服务、医学教育和科普服务。从价值属性来讲,它能够整合、优化、共享现有医疗资源,解决挂号、咨询等就医难题,提高医疗服务水平[2]。

**(二)数字健康的核心**

数字健康的核心是健康医疗大数据。健康医疗大数据作为国家基础性战略

---

[1]　王帅、苏维:《我国区域医疗信息化发展现状、存在问题及对策研究》,《现代预防医学》2010 年第 22 期。

[2]　王秀梅:《互联网＋医疗健康产业发展趋势研究》,《电信网技术》2017 年第 2 期。

资源,已被纳入国家大数据战略布局,是健康经济新的增长极。根据《国家健康医疗大数据标准、安全和服务管理办法(试行)的通知》,健康医疗大数据是指在人们疾病防治、健康管理等过程中产生的与健康医疗相关的数据。基于庞大的人口规模和医疗资源能够产生海量数据,数据的更快积累和更多应用也能够实现,然而由于基础数据繁杂,内容残缺不全,数据链片段化、碎片化、不完整,实质上我国健康医疗多是"数据大"而非"大数据"。健康医疗大数据产业起步也相对较晚,2014 年,中国健康医疗数据市场规模仅为 6.06 亿元,随着我国逐渐聚焦大数据及数字经济发展,健康医疗大数据产业迅速发展。2016 年,中国健康医疗数据市场规模突破 10 亿元,2017 年增长至 41.15 亿元,2018 年达到 46 亿元左右[1]。

## 二、数字健康的特点

### (一)技术载体丰富

传统的健康数据往往是通过官方许可的医疗设备来收集,如诊断仪器或基因组测序仪,临床数据通常存储在公共卫生登记处、医院或个人医师的档案中。依赖于纸质媒介的存储方式面临着数据流动性较差、完整性难以保证等风险。而数字健康通过可穿戴的、便携式的、可摄入的设备(如智能手机、健康腕带、传感设备等),使得医疗数据能够在患者、家人和医师之间流动。因此,数字健康以数字技术为基础,广泛使用的数字技术包括信息化、大数据、互联网、云计算、5G技术、物联网、智联网、人工智能、区块链等。

数字技术提供了数据挖掘的基础和能力,在信息加工的基础上实现资源的整合。这些信息包括诊疗的基础信息与过程信息、药品的价格信息与效果信息、医保的过程信息与结算信息、公共卫生服务信息等,这些信息通过加工形成大数据,为确定医疗服务方案和标准化路径提供了基础,为药品研发和使用提供了依据,为医保监管提供了参照标准和手段,促进了公共卫生保障体系的完善,从而能够推动医疗健康相关行业和领域开展针对性的调整与改革,探索新的经营方式和内容,进而实现治理水平的提升。

### (二)覆盖范围广泛

数字健康的领域为所有与健康相关的领域,包括政府、社会和市场等各个方

---

[1] 张启文:《我国医疗大数据产业经济现状与发展建设》,《天津科技》2020 年第 6 期。

面。它是以人民群众广泛参与为前提,以医疗、医药、医保、公共卫生为核心主体,以数字医疗服务、数字医药、数字医保、数字公共卫生和数字大健康产业为主要表现形式,利用互联网为基础的各类数字平台开展的协同治理。

数字健康按照覆盖领域分为数字医疗、数字医药、数字医保、数字公共卫生、数字管理。数字健康最早和最重要的应用领域是数字医疗服务,数字医药和数字医保的发展除具有促进药品治理和医保治理目标实现的意义之外,更是数字医疗健康服务链上的必备环节。数字医疗服务和数字医保发展较快,应用较为广泛,而数字医药、数字公共卫生的发展相对滞后。

数字健康按照辐射范围分为数字医院、数字院前、数字院后、数字区域医疗和数字健康中国。数字医院主要指医院内部信息化,包括医院信息管理系统(hospital information system,HIS)、实验室信息管理系统(laboratory information management system,LIS)、医学影像信息系统(picture archiving and communication systems,PACS)和计算机化病案系统(electronic medical record,EMR)等。数字院前和数字院后主要指居家日常监测、可穿戴式设备、体检信息化及康复监测等。数字区域医疗主要指跨机构、跨地域、跨领域的信息化(比如医联体内部、区域大数据中心等)。数字健康中国主要指全国的数字健康一体化工程,数字健康按照使用人群可分为行政管理人员、临床医护人员、公卫疾控人员、科学研究人员和广大人民群众,人民群众的健康数据又包括健康人群的居家监测和日常可穿戴式数据、亚健康人群的体检数据、患者群的医疗数据、老年人群的养老数据等。

### (三)提供医疗便利

目前,许多消费者都希望能够在他们生活的方方面面得到最大化的便利,而传统的医疗保健行业在这方面发展较慢,消费者对于在漫长的预约等待中浪费时间和金钱感到厌倦。数字健康所依托的网络医师、患者互动系统可以节省患者反复去医院花费的时间和金钱,使患者能够跟踪、管理和改善自己与家人的健康,它的出现为不能频繁去医院的患者提供了更多家庭医疗保健的可能,能够降低免疫系统受损的患者暴露在候诊室的健康风险。

同时,许多患者希望时刻了解自己的健康状况,数字健康的普及为他们提供了可以根据自身的身体状况在线搜索健康信息的方式。这些信息更加具有针对性,为患者提供了个性化服务,也是对于患者从医师那里获得的信息的一种补充。

另一方面,移动技术通过手机应用程序,利用远程医疗和短信将患者和医师联系起来,能够为临床医师提供更加详细的生理参数,患者从而获得个性化护理。

### (四)以人民健康为目标

数字健康是数字技术应用于医疗健康行业而产生的新的经营管理模式,推动着从健康管理到健康治理的转变。数字健康的目标具有聚合性,数字健康各主要部分的具体目标虽有差异,但都统一于"以人民健康为中心"的共同目标。

数字医疗服务治理通过数字医疗服务的开展实现医疗服务的公平可及和可负担;数字医药治理则通过数字技术影响药物研发和销售,实现药品的安全和可及目标;数字医保治理通过数字技术影响医保的服务和监管,实现医保基金的可持续;数字公共卫生治理通过数字技术提升公共卫生服务覆盖率和针对性;在数字大健康产业发展中,借助数字技术开展医疗健康相关业务的创新型经营,促进医疗健康领域的竞争,对健康治理的公平和效率有着重要的推动作用。

所有要素与领域在实践中链式连接,构成多层面的跨部门协同融合健康治理体系,促进多元化、互动化、平台化和标准化健康治理体系的形成,提高健康治理的效率与公平性,提升健康治理的科学化、精细化和智能化水平,从而实现全社会成员健康权利的最大化。

综合分析数字健康的概念与特点,可以认为,数字健康的本质特征在于利用医疗健康大数据,在对其进行深度与系统加工的基础上,进行资源的整合和创新性利用,最终实现从健康管理向健康治理的转变。数字技术与医疗健康领域的结合,带来了医疗健康服务经营方式和业务领域的创新型发展,有助于实现健康治理方式的转变。

医疗服务、医药、医保、健康产业的数字化发展,进一步提供了医疗健康信息交互融通使用的可能,形成了数字健康体系,实现了医疗、医药、医保、公共卫生及健康产业等相关领域的资源交汇,这又使得在健康相关领域开展协同治理、突破单部门治理的局限、实现治理效应的叠加成为可能。

## 第二节　数字健康发展的现状

2019年4月,世界卫生组织(world health organization,WHO)发布了全球第一份数字健康干预指南,提出关于各国可通过移动电话、平板电脑和计算机使用数字卫生技术改善人民健康和基本服务的10种方式的新建议,并在随后发布的《数字健康全球战略(2020—2024)》中,明确了数字健康战略在世界各国的医疗卫生行业发展中的优先地位。

近年来,世界卫生组织一直在全球范围内调研如何利用数字技术,促进人民健康和卫生系统改善,其中,人工智能、数字医疗、大数据和物联网等都是应用信息化技术加快数字健康产业发展的有效工具。在各国的应用实践中,爱沙尼亚、丹麦和以色列都已建立国家级的健康门户数据库,实行电子处方和建立健康档案,很大程度上起到了方便诊断、缩短疗程的作用,加拿大2001年成立了非营利性机构"加拿大医疗资讯网",推动了电子病历的广泛使用。

21世纪初,我国加入世界贸易组织,更多的互联网技术开始进入中国,资本开始大规模进入互联网行业,首批互联网人开始创建中国的互联网公司,阿里、百度、腾讯都在慢慢崛起,但是基本上只是停留在网站的阶段,网站的发展为之后移动端的页面呈现和逻辑交互提供了很多思路。此时,我国处于探索医疗信息化服务、在线挂号咨询和互联网医药电商阶段,但应用范围和市场规模较小,互联网＋医疗行业探索式向前发展。

"十二五"期间,我国卫生信息化发展迅速。国家卫生部确定了中国卫生信息化建设路线图,简称"3521工程",即建设国家级、省级和地市级3级卫生信息平台,加强公共卫生、医疗服务、新农合、基本药物制度、综合管理5项业务应用,健康档案和电子病历2个基础数据库建设和1个专用网络建设。这期间我国卫生信息化以医院电子病历系统为主,主要是医院各个信息系统全面铺开,还有远程医疗快速发展,医药电商规范管理,互联网＋医疗轻问诊模式推广和落地等。

如今,数字技术赋能医疗服务、公共卫生服务、药品供应、医疗和健康保障、健康管理等领域,极大地提升了医疗健康服务的普惠性、共享性和公平性。

数字经济对国民经济的整体发展起到了支撑作用,成为拉动经济增长的重要动力。然而,总体而言,不同于数字生产、数字生活的蓬勃发展,数字健康发展相对缓慢,健康产业的数字化水平相对落后,具体体现在以下 4 个方面。

## 一、思维制度迟滞,数字孤岛持续存在

数据共享困难是国内外的通病。近年来,我国在健康数据共享方面做了很多探索与实践,实现了从"小孤岛"到"大孤岛"的发展,但是岛与岛之间的桥梁依旧未连接或不牢固,其根本原因在于思维孤岛、制度孤岛。不少人还停留在传统思维,把世界分为你和我。例如,一些医院进行"数据圈地",认为是医院的数据,人为地与外界分割开。医师和患者诊疗意识、诊疗习惯的改变也并非易事,数字诊疗效率、就诊信息准确性、安全隐私保护,以及人文关怀加剧了医患双方潜意识的抗拒,进而影响到数字健康制度的制定与执行。另外,相较于电子商务、交通出行等领域,医学由于其特殊性,半结构化和非结构化的数据相对较多。健康服务的重心从综合医院向院前的全科、预防,院后的养老、康复、健康管理和疫情防控等方面分散,流程再造和数据共享难以实现,这些也是数字健康互联互通的"绊脚石"。

## 二、地区资源不均,数字健康推进缓慢

新一代信息技术在不同区域、不同人群之间的普及和应用存在差异,进而产生了区域和城乡之间的"数字鸿沟"。数字健康鸿沟指保健对象的健康数据,如医疗服务、卫生监督、疾病控制等分散在各个领域无法共享,在决策时,不能根据这些数据进行有效推断,一些个性化服务也无法开展,无法达到数字健康应用的预期规模,公众对健康的判断和决策逐渐失去控制,只能听从网上盲目的推荐指导,难以分辨和筛选出对自己有益的信息。

尽管人与计算机之间的互动取得了进展,但数字健康信息的获取与用户受教育程度、收入及政治参与程度高度相关,缺乏计算机知识使得数字鸿沟问题进一步加剧。富国和穷国之间的差距来源于国家内部的数字鸿沟挑战[1]。目前数字鸿沟使得医疗方面的社会问题更为凸显,如果所有关于健康的数据和信息都能以数字方式存储,那么能够轻松运用数字健康的民众可以获得更好的医疗健康体验,反之运用困难的民众难以得到预期的结果,从而造成公众

---

[1] Rose-Marie Dröes and Maurice Mulvenna,et al,"Healthcare Systems and Other Applications,"no.1(2007):59-63.

对认识数字健康应用有效性的偏差[1]。这种"数字鸿沟"产生的原因有4种。

### (一)基础设施差异

5G、数据中心等被称为"新基建",是数字经济的基础设施。这些很难单纯依靠市场,需要政府直接投资或补贴来解决。新冠疫情防控过程中,各地新基建水平不同导致大数据监测、流调速度差异显著。

### (二)医疗资源差异

优质医疗资源集中在东部及一线城市,北上广深每千人口卫生技术人员数量远高于中西部城市。远程医疗、互联网医院及可穿戴智能设备有助于解决区域医疗资源不均的问题。

### (三)终端设备缺失

低收入人群难以获得电脑、手机、穿戴式监测等终端设备,容易造成数字阶层差异。

### (四)数字素养参差不齐

数字健康素养的特点是能够高效使用计算机和相关技术完成给定任务,使用搜索引擎进行资讯搜索和评估各种资源。贫困人群、老龄人群、残障人群往往被排斥在新兴技术之外,缺少适应数字时代的知识技能,这类群体的数字健康进程变得愈加缓慢[2]。

## 三、人才培养滞后,数字健康创新乏力

我国数字健康人才严重短缺,无法满足数字健康创新发展的需求。

### (一)缺乏科学的人才培养体系

数字健康人才培养目前分散在信息管理、健康管理、医学信息、智能医学工程等专业,即使是某一个专业也不聚焦。例如,"医学信息学"作为一门学科于20世纪70年代被正式提出,美国、德国有百余所大学和科研机构开展了"医学信息学"研究和教育工作。然而,我国仅有50余所院校开设了医学信息与工程、

---

[1] Shin Soo-Yong, "Current Status and Future Direction of Digital Health in Korea," no.5 (2019):311-315.

[2] Benjamin Smith and Jared W.Magnani, "New Technologies, New Disparities:The Intersection of Electronic Health and Digital Health Literacy," International Journal of Cardiology (2019):280-282.

信息管理与信息系统等相关的本科专业,隶属于工程学、管理学或临床医学一级学科,专业分散、培养方向不明确。

**(二)缺乏高精尖的人才支撑**

高层次人才是创新发展的动力核心,我国有 40 余所院校开设了医学信息学硕士教育,仅有北京协和医学院等 5 所高校具有医学信息学博士培养点,其他高校在医药信息管理、医学信息工程、卫生信息管理和中医药信息学等专业培养博士研究生[1]。

**四、同质化严重,数字健康经济占比较低**

我国数字健康产业链很长,处于低水平发展,缺乏竞争力。根据《2021 中国互联网医院发展报告》,截至 2020 年底,我国互联网医院数量超过 1 000 家,数量虽多,规模却小,多集中在医学咨询、"挂缴查"及"小慢病"等周边服务,核心医疗业务欠缺。近九成的互联网医院未能有效运营,缺乏市场化运营机制,处于建而不用、浅尝辄止甚至是入不敷出的窘境。

根据《中国共享经济发展报告(2021)》,2020 年全国共享医疗市场交易额达到 138 亿元,仅占共享经济市场交易总额的 0.41%,远低于生产能力(32.12%)、生活服务(47.89%)、知识技能(11.87%)及交通出行(6.74%)领域,在七大领域里排名垫底。然而,相较于交通出行、生活服务、共享住宿、共享办公的负增长,2020 年共享医疗市场交易额比 2019 年增长 27.80%,仅次于知识技能(30.90%)[2]。因此,我国数字健康经济底子薄、规模大、增速快,发展潜力大。

---

[1] 李后卿、刘慧悦:《医学信息学专业教育十年回顾与未来展望》,《中华医学图书情报杂志》2014 年第 2 期。

[2] 江其玫、陈双:《基于共享经济的互联网+医疗商业模式创新——以"春雨医师"为例》,《上海商学院学报》2018 年第 4 期。

# 第二章
# 我国数字健康的发展历程

20 世纪 80 年代初,我国一些大型医疗机构的工作流程开始电子化。此后,我国数字健康的发展大致经历了萌芽期(2000 年以前)、探索期(2000 — 2010 年)、成长期(2011—2015 年)和快速发展期(2016 年至今)4 个时期。

## 第一节　萌　芽　期

2000 年以前是我国数字健康发展的萌芽期,国内卫生信息化处于探索成立阶段,以医院 HIS 信息系统为主,主要包括住院费用结算和一般住院流程等,初步认识了医疗信息连接的价值。

20 世纪 80 年代初,我国一些大型医疗机构通过自筹资金的方式逐步提高内部管理水平,建立了 IHIS、HMIS、临床信息系统(clinical information system,CIS)等信息系统,医院可对人流、物流、资金流等进行综合管理,整体化及自动化的解决方案大大提升了医院的服务效率。随后,医疗保险的推进加快了大型医疗机构信息化建设。医疗保险的行业性质要求对参保人的就医状况有详细的掌握,而在此之前我国医院文件、病历还是使用手写笔录的形式,一方面医师的作业量大,另一方面也不利于患者的长期就医、转诊。

因此,我国大型公立医院开始普遍采用的 HIS 系统,主要功能是实现了问诊、检查、开药、手术的信息化,这一系统的开发对于我国医疗体系的信息化建设具有重要作用,一直延续了几十年,版本经过更新迭代。但是,由于基础代码的老旧和不能实现转诊等精细化操作,HIS 系统开始暴露问题,互联网＋医疗也初现端倪。1982 年,我国医疗工作者首次通过 Email 进行病例会诊,开始了国内最早的远程医疗实践活动,也是国内最早的网络医疗活动。1988 年,解放军总医院通过卫星与德国一家医院进行了神经外科远程病例讨论,这是国内远程医疗的首例。

随着 90 年代个人电脑和互联网技术开始成熟,中国网上的医疗信息交流得以实现。1994 年,在国家卫生部领导下,卫生部医院管理研究所同金卫医疗网络工程有限公司联合投入建设了国家卫生信息网络(又名"金卫工程"),当时计划该网络依托卫星通信可传输语音、图像,并覆盖全国各医疗机构。1995 年,国内媒体报道了山东一位 13 岁的小姑娘怪病缠身的消息,我国医师通过互联网向全球各地的专家发出联合攻关的邀请,通过运用各国专家提供的治疗方案,终于控制住了小姑娘的病情。这一案例引起了社会对医疗与互联网技术融合的普遍关注,也充分体现了运用互联网的优越性(打破时间及空间的局限、消除信息不对称),让医疗行业对未来医学教育、科研、卫生保健和医院管理模式等发展方向有了更多的憧憬。1997 年,原卫生部印发《医院信息系统软件基本功能规范》,对于加快卫生信息化基础设施建设,规范管理,提高医院信息系统软件质量,保护用户利益,推动医院计算机应用的健康发展起到重要的指导作用。

与此同时,随着互联网技术的进一步发展,在线医疗服务行业逐渐崛起,这些早期的医学网站主要分为卫生健康、医院宣传、专科医学、医学支持与教育4 类。

(1)卫生健康类网站通常由一些大型医药企业或各大搜索引擎所设立,内容通常比较丰富,并拥有一批知名专家作为顾问,如成立于 1999 年的"伽玛医师健康网""健康 123""第一医药"等。这些网站致力于为百姓健康和医疗专业人士服务,包括健康资讯、医药搜索查询等功能,成为医患交流的平台。

(2)医院宣传类网站由具有互联网意识的医院设立,主要提供网上医学咨询建议、专家介绍和医院特色介绍等。

(3)专科医学网站主要由专业医师制作,通过聚集本领域的医患资源,为领域内的医师和患者提供信息服务。

(4)医学支持与教育网站可以为医护人员提供业内最前沿科技信息、学术动态、文献索引、医疗教育,如"中国医院信息网""好医师"等。

# 第二节　探　索　期

2000－2010 年为我国数字健康发展的探索期。

## 一、发展方向

21 世纪以来,我国门户网站、搜索引擎、电子商务等业态逐渐萌发,借鉴网络资讯、电子商务平台和模式,基于电脑端和移动终端的患者导医、预约挂号、健康咨询、医疗科普和医药电商等服务不断兴起,医疗信息化快速发展,为医患之间搭建交流平台,延伸服务范围,丰富服务体验。

2000 年 3 月,三九集团的 39 健康网开通,在拥有医药专业背景支持的互联网技术及研发团队的基础上,以网络信息服务为主导,引导用户就医及药品选择。2000 年 7 月,服务于医师的丁香园医学文献检索网和丁香园医学主页上线,帮助医师提高搜索效率,实现资源共享,同时形成了一个专业知识分享交流的医师社区。2006 年,"好大夫在线"创立,主要是为中国患者提供就医参考信息,并建立了互联网上第一个实时更新的门诊信息查询系统,独创"按需分配"的门诊预约系统。此外,患者还可以为喜爱的大夫投票,"好大夫在线"被称为医疗界的"大众点评网",后期还增设了电话问诊服务,帮助患者及时解答疑惑。PC端的患者自诊、在线预约挂号、电话咨询等服务简化了患者传统的看病流程,减轻了传统医疗机构的就诊压力,也解决了医疗分配不均等问题。此外,微医(原名"挂号网")、春雨医师等在线医疗健康平台纷纷涌现,提供医疗信息服务,但数字化手段在诊断和治疗等关键环节应用较少,以导诊、门诊挂号、医师信息查询、医患沟通平台和就医体验分享等医疗健康服务为主。

医疗卫生系统信息化建设也开始起步,部分大型公立医院通过自筹资金方式建立医院信息系统,进而提升医院医疗、流程与资金综合管理质量。区域医疗卫生信息系统建设得到进一步发展,部分省、市地区政府开始尝试搭建区域卫生专网,医疗机构加大对信息系统建设投入力度。特别是 2009 年以来,我国开始深化医改工作,积极探索建立基于健康档案的区域医疗卫生信息平台,为医疗及临床数据库的建立打下了良好的基础,试图实现区域内电子病历的互联互通与信息共享。

远程医疗方面,在众多机构对远程医疗进行了尝试之后,我国开始了更具有现代意义的医疗与互联网技术结合的研究与应用。此时期互联网与医疗主要以医院作为结合的重心,这具体表现在如何将互联网架构应用到远程医疗,以提高基层医疗机构诊疗水平,降低医疗开支,优化平衡医疗资源配置,满足广大群众的卫生保健需求。通过一系列尝试之后,业内学者对互联网技术与医疗行业结合将会带来的改变进行了一系列初步判断:医疗的无地域界限性、医学教育的开放性(主要是指时间与空间上的开放)、科研成果的传播速度与研究效率提升、未来质高价廉的保健设备将走进千万家庭、医院管理效率将得到巨大提升等。301 医院、中日友好医院率先成立了远程会诊中心,全国上百家医院相继开展了各种形式的远程医疗工作,为各地疑难急重症患者提供可视实时专家会诊、共享诊疗数据、进行病理诊断等服务。

另外,2003 年"非典"疫情之后,国家逐步加大公共卫生方面的信息化建设投入,开始建立传染病与突发公共卫生事件网络直报系统,医疗信息化助力公共卫生服务的监管。

**二、国家部署**

**(一)医疗信息化管理方面**

2001 年 1 月 3 日,卫生部发布《互联网＋医疗卫生信息服务办法》,对通过开办医疗卫生网站或登载医疗卫生信息向上网用户提供医疗卫生信息的服务活动进行了规定,旨在规范互联网＋医疗卫生信息服务活动。《办法》指出,医疗卫生信息服务内容包括医疗、预防、保健、康复、健康教育等方面的信息。《办法》规定,医疗卫生信息服务只能提供医疗卫生信息咨询服务,不得从事网上诊断和治疗活动。利用互联网开展远程医疗会诊服务,属于医疗行为,必须遵守国家卫生部《关于加强远程医疗会诊管理的通知》等有关规定,只能在具有《医疗机构执业许可证》的医疗机构之间进行,促进互联网＋医疗卫生信息服务健康有序发展。

2002 年 2 月,卫生部信息化工作领导小组办公室发布新版《医院信息系统基本功能规范》,将数据、数据库、数据字典编码标准化独立为一章,突出了标准化在医院信息化建设中的重要地位。根据中共中央、国务院关于深化医药卫生体制改革的工作部署,有针对性地解决群众反映突出的"看病难"问题。

2009 年 9 月 30 日,卫生部发布《关于在公立医院施行预约诊疗服务工作的意见》(卫医管发〔2009〕95 号),以改善医院系统服务功能,方便群众就医。提出要积极推动公立医院开展预约诊疗工作,定期更新门诊诊疗科目信息,改进预约诊疗服务的组织实施方式,逐步提高门诊预约挂号的比例,改善出院患者复诊的预约服务,拓宽医院提供预约诊疗服务的途径,规范医务人员出诊管理,做好预约诊疗患者的服务工作。加强对预约诊疗服务工作的管理,完善医院工作制度,加强保障条件建设,规范预约诊疗收费管理,做好分诊和预检分诊工作。

**(二)药品信息管理方面**

政府主管部门相继出台有关药品在线交易活动政策规范,多地出台了允许线上销售非处方药的试点政策。

2004 年 7 月 8 日,国家食品药品监督管理局发布《互联网药品信息服务管理办法》,提出互联网药品信息服务是通过互联网向上网用户提供药品(含医疗器械)信息的服务活动,将互联网药品信息服务分为经营性和非经营性 2 类。经营性互联网药品信息服务是指通过互联网向上网用户有偿提供药品信息等服务的活动;非经营性互联网药品信息服务是指通过互联网向上网用户无偿提供公开的、共享性药品信息等服务的活动。要求拟提供互联网药品信息服务的网站,应当在向国务院信息产业主管部门或者省级电信管理机构申请办理经营许可证或者办理备案手续之前,按照属地监督管理的原则,向该网站主办单位所在地省、自治区、直辖市食品药品监督管理部门提出申请,经审核同意后取得提供互联网药品信息服务的资格。各省、自治区、直辖市食品药品监督管理部门对本辖区内申请提供互联网药品信息服务的互联网站进行审核,符合条件的核发《互联网药品信息服务资格证书》。

2005 年 9 月 29 日,国家食品药品监督管理局印发《互联网药品交易服务审批暂行规定》,指出互联网药品交易服务是通过互联网提供药品(包括医疗器械、直接接触药品的包装材料和容器)交易服务的电子商务活动。互联网药品交易服务包括为药品生产企业、药品经营企业和医疗机构之间的互联网药品交易提供的服务,药品生产企业、药品批发企业通过自身网站与本企业成员之外的其他企业进行的互联网药品交易,以及向个人消费者提供的互联网药品交易服务。要加强对互联网药品购销行为的监督管理,对互联网药品交易服务实施主体、服务范围、监管标准进行明确界定,要求相关企业根据服务对象的不同,在从事活动前取得相应资格证书。该规定允许取得相关资格的电子商务企业向个人消费者提供非处方药产品交易服务,同时要求严格规范许可证审批流程和管理。

上述政策的出台促进了医药电商发展,第三方互联网平台和药店连锁企业开始进入互联网医药零售阶段,但互联网医药电商市场整体规模较小。

### (三)医保信息化方面

2005 年 5 月 31 日,卫生部办公厅印发《新型农村合作医疗信息系统基本规范(试行)》,提出要建立全国新型农村合作医疗数据交换中心,规范全国各地新型农村合作医疗信息系统的设计和开发,同时要求各省依照本规范上报数据。规范包括新型农村合作医疗信息系统平台建设规范、应用系统功能规范、基本数据集规范、数据代码规范、统计指标规范和数据传输规范 6 个部分。此文件加强了全国新型农村合作医疗试点地区信息管理工作,规范了全国各地新型农村合作医疗信息系统的设计、开发和各地新型农村合作医疗信息平台的建设,促进信息系统与信息资源共享。

2006 年 11 月 22 日,原卫生部发布《关于新型农村合作医疗信息系统建设的指导意见》(卫农卫发〔2006〕453 号),提到新型农村合作医疗信息系统立足于规范管理、提高效率和农民方便受益,在 2～3 年内建立起与新农合制度发展相适应、与建设中的国家卫生信息系统相衔接、较为完备和高效的全国新农合信息系统。按照统一规划,分级负责;整合资源,技术适宜;统一标准,分步实施;规范管理,确保安全的原则建立新农合信息系统。在各级新农合管理部门、经办机构、定点医疗机构及其他相关部门间建立计算机网络连接,实现网上在线审核结算、实时监控和信息汇总,实现新农合业务管理的数字化、信息化、科学化,提高新农合工作效率和服务水平。

### (四)中医药信息化方面

2003 年 11 月 7 日,国家中医药管理局印发《中医医院信息化建设基本规范(试行)》,指出信息化是中医医院现代化建设的基础与前提,各级中医药行政管理部门要给予高度重视,加强领导,积极扶持,推进中医医院信息化进程,以医院信息化促进医院的现代化。规范要求中医医院信息化建设,要按照"分类指导、因地制宜"的原则进行。根据各级各类中医医院的具体情况,做好调查分析,有计划、有步骤实施,防止盲目投资和重复建设,造成人、财、物的浪费。因其涉及较多业务和专业性知识,可委托相关专业机构组织开展培训、检查、督促落实等工作。规范分为硬件设施、软件系统、运行与维护、系统安全、培训与岗位要求、检查与评估和附则部分,注重与卫生部《医院信息系统基本功能规范》的衔接,注重体现中医医院的实际,是一部指导中医医院信息化建设的规范性文件,也是指导中医医院信息化建设的基本标准。

2007 年 3 月 23 日,国家中医药管理局印发《中医药信息化建设"十一五"规划纲要》(国中医药发〔2007〕12 号),指出各地区中医药信息化发展还不平衡,中医药信息化建设与中医药事业发展还未相互适应。"十一五"期间,中医药信息化建设要按照统筹规划、资源共享、突出重点、分步实施的方针,加强中医药信息化建设,不断提高中医药信息化水平,推动中医药行业管理效率、服务水平和创新能力的提升,促进中医药事业又好又快地发展。使中医药电子政务系统得到完善,逐步实现办公自动化、信息交换和资源共享,提高办事效率和管理水平。中医医疗服务信息系统不断加强,逐步完善医院信息系统功能规范和标准,实现中医医院信息化管理。中医药信息资源库建设取得明显进展,建设一批影响全行业、支撑中医药主要业务的基础性、战略性数据库,使中医药行业信息基础资源建设迈上一个新台阶。中医药信息标准化水平得到较大提高,形成一批中医药信息建设示范基地,基本建立起覆盖中医药医疗、教育、科研、管理及对外交流与合作等多方面的较为全面的中医药信息网络平台,使信息技术在中医药防病治病的实际应用上取得创新性进展。初步建立适应中医药事业发展要求,满足政府、社会和公众需求,高效便捷的中医药信息化体系,推动中医药行业信息化整体水平的提高。

2009 年 4 月 8 日,国家中医药管理局办公室发布《关于开展中医医院信息化示范工作的通知》(国中医药办发〔2009〕10 号),要通过中医医院信息化示范工作,探索解决中医医院信息化建设和中医医疗服务信息资源共享等关键问题,研究开发具有中医药特色的中医医院管理和临床信息系统及软件,促进中医药信息规范和标准的制定及应用,推动区域医疗卫生服务信息共享,充分发挥中医医院信息化示范单位的示范、引领和辐射作用,全面提升中医药信息化建设质量和水平。

2010 年 1 月 19 日,国家中医药管理局发布《关于确定全国中医医院信息化示范单位的通知》(国中医药函〔2010〕16 号)。确定中国中医科学院广安门医院等 18 家医院为全国中医医院信息化示范单位;青海省藏医院为全国藏医院信息化示范单位;内蒙古自治区兴安盟蒙医院为全国蒙医院信息化示范单位。要求各省(区、市)中医药管理部门加强对中医医院信息化建设的指导,组织开展多种形式的中医医院信息化建设经验交流,推动区域医疗卫生服务信息共享。各示范中医医院进一步加强信息化建设,研究并运用中医药信息规范和标准,以医院管理和电子病历为重点,整合开发和推广应用具有中医药特色、符合中医医院实际的信息系统及软件,积极探索中医医院信息化建设发展的途径,不断提高中医医院信息化水平。

### 三、地方实施

2006 年 10 月,由上海申康医院发展中心组织建设旨在申康内部 23 家市级医院实现临床信息共享的"医联工程"启动,并于 2008 年基本完成。医联工程的建设初衷首先是解决市民群众看病就医的突出难题,包括回应百姓看病难、看病贵的呼声,减少重复用药、重复检查、大处方导致的费用浪费;其次是推动信息共享,强化医院间的协作,推动各医院间检验检查结果互认。医联工程的建设目标是"共建、共享、共赢"。共享是核心,主要指实现各医院间临床信息共享;共建是基础,通过申康中心和各市级医院的共同建设,推动上海市级医院信息化建设迈上新台阶;共赢是导向,建设的医联平台主要是服务于公众、医师和管理者。

2006 年 4 月 26 日,深圳市卫生局发布《关于备份深圳市社区健康服务中心信息系统数据的函》,指出为建设好深圳市卫生信息网,依据"统筹规划、资源共享、安全可靠、务求实效"的原则,对现有社区健康服务中心信息系统数据进行备份。要求各系统软件供应商务必积极配合数据备份工作,必须保证现有信息系统所采集数据的统一性、安全性和完整性,提供数据采集规范、代码规范、数据格式规范、数据交换规范、系统接入规范等。

# 第三节 成 长 期

2011－2015 年为我国数字健康发展的成长期。

### 一、发展方向

早在 2011 年 3 月,好大夫发布了 iPhone 版本的移动医疗 APP,标志着我国互联网＋医疗市场的开启,2014 年是中国互联网＋医疗(移动医疗)元年,互联网巨头、资本市场、创业者、医药企业在这一年纷纷进入医疗行业并逐渐形成了一条完整的移动医疗产业链[1]。2014 年,由广东省第二人民医院与互联网＋医疗平台公司、网络医疗接诊点等共同建设的广东省网络医院成立。该网络医院获得了卫生计生部门许可认证,采用"视频问诊＋就地购药"的服务方式。至 2016 年,广东省全省 21 个地市 58 个县域已经设置网络就诊点 2 300 余个,这使得实体医院的功能得以拓展、服务得以延伸,也向社会各界证明了远程医疗依然具备广泛应用的可能性。

移动应用技术与智能设备的快速发展,促使医疗服务开始由 PC 端转向智能移动端。39 健康网在移动终端增设就医助手、39 问医师、39 健康、药品通等APP,同时,春雨掌上医师、掌上药店、病历夹、医口袋等移动端医疗 APP 也逐渐兴起。一方面,移动医疗作为一种创新的服务模式,正在改变着患者的就诊方式,人们开始习惯通过智能手机终端作为医疗服务入口,搜索、查找、解决及购买相应的医疗服务,大大提高了患者的就医体验,既为其节省了时间,又为其提供了更多的个性化医疗服务方案;另一方面,随着云技术及智能硬件技术的逐渐成熟,可穿戴设备逐步发展起来,咕咚手环、小米手环等各种可穿戴设备开始被大众所喜爱,人们通过它们与移动终端相结合,同步记录个人体征数据,实时监控及调整个人身体变化。集合了个人大数据的京东云、百度健康云、苹果 HealthKit 等服务平台,将确保个人大数据的存储及整合,未来用户将在云端平台随时录入及调取所有与个人体征相关的数据,如血糖、血脂、心电、血压、睡眠、体重等,实时掌握个人体征情况。

随着互联网技术及移动互联网 4G 技术发展,互联网巨头、硬件厂商、保险业开始进入市场,投入大额资本探索商业模式。互联网＋医疗经济行业高速发展,各种互联网＋医疗平台的竞争愈演愈烈。例如,"好大夫在线"建立了互联网上实时更新的门诊信息查询系统;"如医"制造了一个纯粹为医师打造,也只有医师可用的垂直社区;"丁香园"给中国生命科学专业人士一个专业交流的平台,提供医学、医疗、药学、生命科学等相关领域的交流;"春雨医师"融合了咨询、导医、社区交流、药物提醒、随诊等服务;"药药好""111 药"试图开创药品流通的全新模式。阿里巴巴先后投资了"寻医问药网""U 医 U 药"和"华康全景网"等医疗

---

[1]　朱劲松:《互联网＋医疗模式:内涵与系统架构》,《中国医院管理》2016 年第 1 期。

平台。2014年初,阿里巴巴又收购了"中信21世纪",并更名为"阿里健康"。腾讯公司的互联网+医疗以"微信"为立足点,在2014年通过接连投资"邻家医师""缤刻普锐""丁香园""挂号网"获得了大量医师资源和用户资源。

## 二、国家部署

### (一)互联网远程医疗方面

2014年8月21日,国家卫生计生委发布《关于推进医疗机构远程医疗服务的意见》,首次提出医疗机构通过信息技术手段对患者开展远程服务属于远程医疗。远程医疗服务是一方医疗机构邀请其他医疗机构,运用通讯、计算机及网络技术为本医疗机构诊疗患者提供技术支持的医疗活动。医疗机构通过信息化技术向机构外的患者直接提供的诊疗服务属于远程医疗服务。远程医疗服务项目包括远程病理诊断、医学影像(含影像、超声、核医学等)诊断、监护、会诊、门诊、病例讨论等。这一时期互联网+医疗健康蕴含的巨大潜力和价值得到高度关注,国内外很多企业纷纷涉足互联网+医疗健康,产业呈现快速发展趋势。

2014年12月10日,国家卫生计生委办公厅发布《关于印发远程医疗信息系统建设技术指南的通知》(国卫办规划发〔2014〕69号),《远程医疗信息系统建设技术指南》总结了远程医疗信息系统建设的发展历程和经验教训,针对我国远程医疗信息系统建设的需求和发展要求,阐述了远程医疗信息系统建设的原则、目标和主要任务,提出了国家级和省级远程医疗服务与资源监管中心,各远程医疗服务站点的基本功能、技术架构和建设标准,以及远程医疗信息系统与各级区域卫生信息平台的相互关系,并对项目建设管理和运营维护工作提出了建议。《远程医疗信息系统建设技术指南》是指导远程医疗信息系统建设的规范性文件,可供各地在组织开展远程医疗信息系统建设的方案设计、工程招投标、部署实施、项目评估验收等工作中参照使用。

2015年,国家发展和改革委员会办公厅、国家卫生计生委办公厅发布了《关于同意在宁夏、云南等5个省区开展远程医疗政策试点工作的通知》,大力支持远程医疗的发展。国家在互联网+医疗方面的政策正在逐步放开,在政策的支持下,互联网远程医疗创新模式将层出不穷[1]。

---

[1] 王晶、朱慧颖:《"互联网+医疗"重构医疗五大产业链的分析》,《互联网天地》2015年第8期。

## (二)医药电商的规范化管理

2013年7月,国家食品药品监督管理局、国家互联网信息办公室等5部门联合发布《关于印发打击网上非法售药行动工作方案的通知》,进一步加强对互联网药品销售和发布药品信息的监管,严厉打击网上销售假药和违法售药行为,整顿和规范网上售药秩序。

2013年10月,国家食品药品监督管理局发布《关于加强互联网药品销售管理的通知》,明确零售单体药店不得开展网上售药业务,强调药品零售连锁企业通过药品交易网站只能销售非处方药,不得在网站交易相关页面展示和销售处方药。

2013年11月与2014年7月,国家食品药品监督管理局先后批复同意在河北省食品药品监督管理局、广东食品药品监督管理局及上海市食品药品监督管理局试点第三方平台药品网上零售。

2014年5月,《互联网食品药品经营监督管理办法》公开征集意见,对网售处方药的标准、格式、有效期等做出了相关规定,该办法不仅为互联网企业进入医药市场提供了政策依据,还推动了"医药分开"药品流通体系的建立与发展,为将来处方药的网络销售提供了政策保障。

## (三)加强医院信息化建设

2011年5月10日,卫生部办公厅发布《关于推进以电子病历为核心医院信息化建设试点工作的通知》(卫办医政函〔2011〕436号),要求各地要继续按照《卫生部关于开展电子病历试点工作的通知》(卫医政发〔2010〕85号)有关要求,遵循电子病历数据标准、功能规范和医院信息平台技术解决方案等规范、标准要求,进一步推进试点工作。

### 1.把握"纵向"主线

探索开展医院电子病历与社区居民电子健康档案相衔接;促进大型医院与基层医疗机构医疗信息系统安全共享,稳步推进双向转诊、预约挂号等工作。

### 2.把握"横向"主线

逐步实现区域内医院之间医疗信息安全共享,推进同级医疗机构检查检验结果互认;积极探索建立跨区域的医疗机构间医疗信息安全共享机制;积极参与东部大型医院与西部地区医院之间的远程医疗服务。要求各试点城市和试点医院按照试点工作任务分工,依照"强基础、抓重点,内部整合、外部共享"的原则,积极、稳妥、科学地组织试点工作。

各试点医院要以服务于患者、服务于临床为出发点,以电子病历为核心,强化医院基础信息系统建设,充分整合医院现有信息资源,探索新的信息系统集成方法,逐步消除医院内部信息孤岛,夯实基础;在做好基础信息系统建设的基础上,积极开展临床路径管理、合理用药知识库开发,以及移动查房和护理等试点工作,突出重点;探索与区域内其他大型医院、基层医疗机构信息系统的对接,促进医院之间医疗信息的安全共享。各试点城市在做好辖区内医院信息系统建设的基础上,重点推进医院之间医疗信息的安全共享,逐步实现电子病历系统与居民电子健康档案的衔接。

### (四)新农合信息化方面

2011 年 12 月 13 日,卫生部办公厅发布《关于开展国家新型农村合作医疗信息平台建设试点工作的通知》,通知指出按照《中共中央 国务院关于深化医药卫生体制改革的意见》关于建立和完善医疗保障信息系统的要求,卫生部正在组织建设国家新型农村合作医疗信息平台(以下简称国家新农合平台),并委托中国医学科学院医学信息研究所承担具体工作,目的是联通各省级新农合信息平台(以下简称省级新农合平台),通过新农合业务数据的交换和共享,实现对全国新农合业务运行的有效监控和参合农民跨省就医的有效管理,为参合农民服务,为卫生决策服务。为尽快发挥国家新农合平台的重要作用,卫生部决定开展省级新农合平台与国家新农合平台的联通试点工作,拟选择河南省、海南省及中国医学科学院肿瘤医院、北京大学人民医院、北京丰台长峰医院作为首批试点省份(单位),于 2011 年 12 月底前实现与国家平台的互联互通。非试点省(区、市)卫生厅局应按照已有卫生信息化标准规范,结合本地实际和有关项目建设要求,积极建设和完善省级新农合平台,尽快实现省(区、市)内新农合信息系统的数据交换与共享,为与国家新农合平台联通做好准备。卫生部将根据各省级新农合平台的完善程度,扩大试点范围,逐步实现所有省级新农合平台与国家新农合平台的互联互通。

2012 年 9 月 19 日,卫生部办公厅发布《关于推进国家新型农村合作医疗信息平台建设工作的通知》,通知指出根据《卫生部办公厅关于开展国家新型农村合作医疗信息平台建设试点工作的通知》(卫办综函〔2011〕1150 号)要求,国家新型农村合作医疗信息平台已经与部分省级新农合平台及医院信息系统实现了互联互通。为加快国家新农合平台建设进度,尽快发挥国家新农合平台在新农合业务运行监控和跨省就医管理中的重要作用,卫生部决定扩大联通范围。确定第二批联通省份(单位)为北京市、内蒙古自治区、吉林省、江苏省、安徽省、湖北省、湖南省及北京协和医院等 26 家医院。要求联通省份(单位)尽快制订实施方案、实现平台联通、交换数据、试点跨省就医管理并评估推广。

2015 年 10 月 14 日,国家卫生计生委办公厅发布《关于全面推进国家新型农村合作医疗信息平台建设工作的通知》(国卫办基层函〔2015〕870 号),通知决定全面推进国家新农合平台与省级新农合平台和医院信息系统的联通工作。2015 年拟联通省份为河北省、山西省、辽宁省、黑龙江省、上海市、福建省、广西壮族自治区、四川省、贵州省、甘肃省、新疆维吾尔自治区。通知要求省级新农合平台尚未建成,或新农合职能已交其他部门管理的省(区、市),应当通过所在省(区、市)的区域卫生信息平台联通国家新农合平台,按照要求上传跨省就医数据。其他尚未与国家新农合平台联通的省份,应当积极创造条件,实现与国家新农合平台的联通,完成数据上传与下载功能。已与国家新农合平台实现联通的省份(北京市、内蒙古自治区、吉林省、江苏省、安徽省、河南省、湖北省、湖南省、海南省),应当进一步提高数据上传质量,通过省级新农合平台联通省内所有二级以上医院。要求相关省(区、市)完成实施方案制订,实现平台联通、交换数据、费用核查等工作。

### (五)中医药信息化方面

2011 年 7 月 6 日,国家中医药管理局办公室印发《国家中医临床研究基地中医医疗与临床科研信息共享系统建设基本要求》(国中医药办科技发〔2011〕36 号),指出要遵循临床流行病学与循证医学的原则,充分利用现代信息技术,在标准化、规范化的基础上,充分整合计算机、数理统计、数据挖掘、人工智能等方法构建的中医临床研究的技术平台。共享系统建设的目标是遵循中医临床研究特点,针对基地利用临床实际数据开展研究中的关键技术问题,构建临床数据采集、管理与利用的技术支撑体系,实现医疗与临床科研信息共享,整体提高基地中医临床研究能力和效果。要求 2012 年底前至少要在重点病种研究方面应用共享系统。

2012 年 7 月 2 日,国家中医药管理局发布《印发中医药信息化建设"十二五"规划的通知》(国中医药办发〔2012〕28 号),规划为适应医药卫生体制改革和中医药事业发展的新形势,全面推进中医药信息化建设,根据《"十二五"期间深化医药卫生体制改革规划暨实施方案》《"十二五"国家政务信息化工程建设规划》《关于加强卫生信息化建设的指导意见》《中医药事业发展"十二五"规划》,结合实际制定。

"十一五"期间,各地紧密结合《中医药信息化建设"十一五"规划纲要》,统筹协调,积极探索,加大投入,中医药(含民族医药、中西医结合)信息化取得显著成效。中医药信息技术应用日益普及,信息化基础建设得到改善和加强,以医院管理和临床医疗服务为重点的中医医院信息化建设取得重要进展。

一些中医医院建设了基于电子病历的信息平台,涌现出一批信息化示范单位,引领、辐射和带动着区域内中医医院信息化发展。中医药科技和教育信息化程度不断增强,基本建成了中医药科技基础信息数据库、中医药科学数据管理与共享服务中心,部分中医药院校构建了中医药数字图书馆,以及数字博物馆;中医药继续教育网络管理信息系统得到不断完善,初步形成院校教育和继续教育相结合的信息化人才培养体系;中医药信息标准体系和技术规范研究取得一定成效,制修订《中医医院信息化建设基本规范》《中医医院信息系统基本功能规范》和中医电子病历相关标准,初步建立了中医临床研究信息共享与开发技术平台。

"十二五"时期,中医药信息化面临重要发展机遇和挑战,"十二五"是中医药实现跨越式发展的重要时期,也是深化医改、实现中医药信息化快速发展的关键时期。中医药信息化既要解决发展中面临的较为突出问题,又要积极应对新情况、新挑战,任务十分艰巨。从整体上看,虽然中医药信息化建设取得一定成效,但是还不能完全适应中医药事业发展,中医药信息化管理体制和运行机制有待完善。

基层中医药部门信息化执行能力不强;中医药信息化区域发展不平衡,基础能力薄弱,设施缺乏,经费投入不足,东、中、西部地区信息化程度存在一定差距;中医药重点业务领域信息技术应用水平不高,制约了中医药管理效率和监管能力的提高;中医药信息标准体系尚需完善,信息资源共享和有效利用不够,信息孤岛依然存在;中医药信息化专业人才缺乏,中医药人员信息技能有待提高,民族医药信息化相对滞后等。要解决这些问题和挑战,必须持续不断地推进中医药信息化建设。

### （六）人口健康信息化建设方面

2013 年 11 月 20 日，国家卫计委、国家中医药管理局发布《关于加快推进人口健康信息化建设的指导意见》（国卫规划发〔2013〕32 号），指出人口健康信息化是国家信息化建设的重点领域和重要组成部分，是深化医药卫生体制改革的重要内容，是体现国民生活质量和国家综合实力的标志之一。

近年来，覆盖城乡的传染病与突发公共卫生事件报告网络全面建立，以临床应用和电子病历建设为主要内容的医院信息化建设取得重要进展，远程会诊系统初具规模，基层医疗卫生管理信息系统的应用推广步伐加快，居民健康卡试点成效开始显现，信息标准和安全体系建设日益健全，150 余项标准和安全规范初步满足当前人口健康信息化建设需求，部分地方建立了省级信息平台和地市、县级区域信息平台，区域内卫生信息共享，以及跨区域业务协同逐步深化。国家级和省级全员人口信息资源库覆盖 13 亿人口，支持信息采集、人口与计划生育业务和人口决策三大应用，形成数据向上集中、应用向下延伸的服务模式，探索开展了计划生育服务管理信息的跨部门、跨地域交互和共享，促进了计划生育服务和管理由粗放型向精细化的转变。

人口信息化建设的总体框架为统筹人口健康信息资源，强化制度、标准和安全体系建设，有效整合和共享全员人口信息、电子健康档案和电子病历三大数据库资源，实现公共卫生、计划生育、医疗服务、医疗保障、药品管理、综合管理等六大业务应用，建设国家、省、地市和县四级人口健康信息平台，以四级平台作为六大业务应用纵横连接的枢纽，以居民健康卡为群众享受各项卫生计生服务的联结介质，形成覆盖各级各类卫生计生机构（含中医药机构，下同）高效统一的网络，实现业务应用互联互通、信息共享、有效协同。总体目标为以业务和管理需求为导向，全面建成实用、共享、安全的人口健康信息网络体系。

### （七）智慧医疗和电子医疗商务方面

2014 年 8 月，国家发展和改革委员会联合工业和信息化部等 8 个部委发布《关于促进智慧城市健康发展的指导意见》，首次提出推进智慧医院、远程医疗建设。这之后，中央和地方通过一系列政策的发布，从顶层设计到地方政策，从技术引导到评价指标，推动人工智能技术、信息化技术、物联网技术、大数据和云计算等新技术赋能医院，促进了一个个效率更高、服务更好的智慧医院落地，将"智慧医院"建设推向了高潮。可期在不久的将来，明确的智慧医院定义、具体的智慧医院建设扶持政策,将陆续发布。

2015 年 5 月 4 日,国务院发布《关于大力发展电子商务加快培育经济新动力的意见》,指出将"支持中小零售企业与电子商务平台优势互补,加强服务资源整合,促进线上交易与线下交易融合互动",同时还指出"积极拓展信息消费新渠道,创新移动电子商务应用,支持面向城乡居民社区提供日常消费、家政服务、远程缴费、健康医疗等商业和综合服务的电子商务平台发展。"这对于移动医疗、医药电商 O2O 的发展均是利好政策。

### 三、地方实施

各地在这一时期也大力推进了医疗信息发展。

2011 年 5 月 20 日,湖北省人民政府办公厅转发省卫生厅《关于加强新型农村合作医疗信息化建设指导意见》(鄂政办发〔2011〕54 号)的通知,指出要通过实施信息化管理,实现参合农村居民基础信息、缴费信息、就诊信息和补偿信息等相关内容的数字化存储、网络化传输和电子化结算,是方便农民获得补偿、促进新农合基金安全和合理使用的重要举措,是强化对新农合定点医疗机构的监管,规范医疗机构服务,使农民得到更多实惠的重要手段。各地要切实转变观念,创新思路,以维护广大参合农村居民利益为根本,以提高服务广大参合农村居民的能力为出发点,充分认识加快新农合信息化建设的重要意义,将其纳入新农合制度建设和全省医疗卫生系统信息化建设的总体规划中予以部署。提出要进一步巩固和完善新农合制度,切实增强参合农村居民获得医药费用补助的方便性、即时性,充分体现新农合便民、利民、为民的特点,强化对新农合定点医疗机构的监督和管理,不断提高新农合管理经办机构的服务质量和工作效率,进一步改善民生,促进社会和谐。

2013 年 9 月 24 日,河南省卫生厅、河南省中医管理局发布《关于健康河南云服务平台建设数据收集的通知》,提出依托省、市区域卫生信息平台面向全省公众规划和建设健康河南云服务平台,将逐步面对公众提供医疗服务、公共卫生、健康管理、医患沟通、预约挂号等综合服务。以区域卫生平台建设为重点的区域卫生信息化和以电子病历为中心的医院信息化进入实质性建设阶段,目前已具备面向公众提供卫生信息服务基础条件,规划和建设健康河南云服务平台,既是对近年来信息化建设成果的展示和检验,也是发挥信息化服务医改重要支撑作用的具体体现,对河南省卫生信息化建设发展具有重要的里程碑意义。同时,健康河南云服务平台作为面向公众提供综合卫生信息服务的重要窗口,是河南省卫生信息化"五大中心"建设中健康管理中心与医患沟通中心建设的重要载体。其将依托省、市区域卫生信息平台等业务系统,面向公众提供综合卫生信息发布、个人健康管理、健康咨询、患者寻医问药、医患沟通等综合服务,对有效缓解看病难、看病贵,构筑和谐医患关系具有重要意义。

2015年12月11日,青海省人民政府办公厅发布《关于印发青海省健康保障一体化省级综合平台跨行业数据交换与信息共享管理办法的通知》,为实现"六网合一、一卡就医"的目标,根据省委、省政府关于加快推进医改信息化建设的有关要求,运用信息化手段推进医改工作,确保跨行业数据交换与信息共享业务长期稳定开展,制定了此办法。该办法适用于推进"六网合一、一卡就医"的省卫生计生委、省人力资源和社会保障厅、省民政厅、省食品药品监督管理局、承办大病医疗保险的商业保险机构等相关部门及各医疗机构。通知指出省级综合平台是健康保障信息流转的中枢,是健康保障业务协同的调度中心,是促进多部门业务协作与信息共享的平台,可在接入的医疗机构实现城乡居民"一卡就医"。基本医疗保险、大病医疗保险和医疗救助"一站式"结算,为医保、医药、医疗及公共卫生服务提供医改监测与评估数据支持。该平台提供的内容包括基本医疗保险与各级医疗机构接口标准、基本医疗保险参保人员信息、基本医疗保险药品目录、医疗服务诊疗项目目录、医疗服务设施项目目录、标准疾病代码目录、民政救助接口标准、民政救助人员信息、民政救助标准、大病医疗保险接口标准、大病医疗保险报销人群信息及报销情况。

# 第四节　快速发展期

2016年至今是我国数字健康的快速发展期。

## 一、发展方向

2016年至今,数字技术的快速发展、加速迭代为医疗健康行业的转型升级提供了数字化支撑,互联网＋医疗的主要商业场景出现,用户的规模也在不断扩大,主要从事互联网＋医疗的有微医、好大夫、平安好医师等。这期间以互联网＋、5G、人工智能、区块链等新一代前沿技术与卫生健康行业的融合为主要特点。

《中国数字健康发展报告（2020）》认为，数字化、网络化和智能化正驱动传统医疗健康行业加速迈向数字健康新阶段，全球医疗健康正在经历一场数字革命。近年来，中国数字健康蓬勃发展，不断催生新技术、塑造新业态、培育新生态、创造新价值。以人民健康为目标、以数字化平台为支撑的数字健康共同体彰显普惠、共享、均等的核心价值，为中国医疗健康行业的数字化转型升级提供了可期的解决方案。中国数字健康产业领域的细分赛道及代表性企业大概分为云医药保险全产业链平台（如微医）、医药电商（如阿里健康、京东健康）、医疗服务（如春雨医师、好大夫在线）、数字医保（如平安医保科技、易联众）、信息化服务（如东软）、检验检测（如迪安）等产业形态。

在该阶段人工智能、大数据、云计算等新技术应用广泛，医疗信息化建设不断增强，互联网医院起步发展，"互联网＋医疗健康"服务体系日益健全，线上、线下医疗健康服务闭环初步打通。政府部门高度重视互联网医院发展，鼓励探索互联网诊疗发展，数字健康新业态快速发展。

2016 年印发的《"健康中国 2030"规划纲要》将互联网＋医疗提升到国家战略层面。

2017 年银川市率先出台《银川互联网医院管理办法（试行）》等政策性文件，对推动互联网医院发展发挥积极作用。

2018 年以来，数字医疗领域的政策密集出台。从总领性政策到规范管理办法，再到具体板块的指导意见，层层递推助力互联网＋医疗步入快车道。2018 年发布的《互联网诊疗管理办法》中，明确鼓励各地区发展互联网医院，在线提供部分常见病、慢性病复诊服务。好大夫、微医、丁香园、春雨医师、医联等 20 多家互联网＋医疗企业纷纷设立互联网医院。"互联网＋医疗健康"服务新模式、新业态不断涌现，健康医疗大数据推广应用加快，为方便患者就医、提升医疗服务质量和效率发挥积极作用。

2019 年，数字医疗行业成为政策红利的市场，国务院政府报告指出，数字医疗行业将会有利于提高民众的生活质量。2020 年，国家医疗保障局颁发《国家医疗保障局关于积极推进"互联网＋"医疗服务医保支付工作的指导意见》，针对如何更好开展"互联网＋"医疗服务医保支付工作，回答了医疗机构需要具备的资格和条件,医疗服务项目在给予医保支付报销的范畴,以及如何进行医保结算等"互联网＋"数字医疗产业相关的热点问题,促进了"互联网＋"医疗服务模式的规范和创新。

在经历了萌芽期、探索期、成长期之后,因新冠肺炎疫情的暴发,2020 年全球数字健康发展迎来新机遇。互联网＋医疗开辟的抗击新冠肺炎疫情"第二战场",在疫情防控中发挥了重要作用。部分医院关闭线下门诊,数字健康需求增强,国家政策支持力度持续加强。根据国家卫生健康委员会发布的数据,其属管医院互联网诊疗同比增长 17 倍,部分第三方平台互联网诊疗咨询量增长 20 多倍,处方量增长近 10 倍。

**二、国家部署**

**(一)云计算方面**

2015 年 1 月 6 日,国务院发布《国务院关于促进云计算创新发展培育信息产业新业态的意见》,指出云计算是推动信息技术能力实现按需供给、促进信息技术和数据资源充分利用的全新业态,是信息化发展的重大变革和必然趋势。明确到 2020 年,要使云计算成为我国信息化重要形态和网络强国建设的重要支撑,推动经济社会各领域信息化水平大幅提高。

2016 年,国家进一步提出"促进云计算、大数据、物联网、移动互联网、虚拟现实等信息技术与健康服务的深度融合"等,打开互联网＋医疗新成长空间。

**(二)互联网＋医疗方面**

2018 年 4 月,国务院办公厅印发《关于促进"互联网＋医疗健康"发展的意见》,明确提出允许依托医疗机构发展互联网医院,医疗机构可以使用互联网医院作为第二名称,在实体医院基础上允许在线开展部分常见病、慢性病复诊。支持医疗卫生机构、符合条件的第三方机构搭建互联网信息平台,开展远程医疗、健康咨询、健康管理服务。

2018 年 7 月 10 日,国家卫生健康委员会、国家中医药管理局在全行业开展"互联网＋医疗健康"便民惠民活动。针对就医诊疗服务、结算支付服务、患者用药服务、公共卫生服务、家庭医师服务、远程医疗服务、健康信息服务、应急救治服务、政务共享服务和检查检验服务 10 个方面提出了具体措施,着力解决好群众操心事、烦心事,让人民群众切实享受到"互联网＋医疗健康"创新成果带来的实惠。

2018年9月,国家卫生健康委员会、国家中医药管理局印发《互联网诊疗管理办法(试行)》《互联网医院管理办法(试行)》《远程医疗服务管理规范(试行)》,首次明确互联网诊疗定义和互联网医院概念,包括作为实体医疗机构第2名称以及依托实体医疗机构独立设置的互联网医院,允许部分常见病、慢性病复诊和"互联网+"家庭医师签约服务,同时规定不得对首诊患者开展互联网诊疗活动。

### (三)互联网+医疗相关的护理、医保等方面

2019年1月22日,为规范引导"互联网+护理服务"健康发展,进一步保障医疗质量和安全,国家卫生健康委员会办公厅发布《关于开展"互联网+护理服务"试点工作》(国卫办医函〔2019〕80号),确定了北京市、天津市、上海市、江苏省、浙江省、广东省作为"互联网+护理服务"试点省份,其他省份结合本地区实际情况选取试点城市或地区开展试点工作。"互联网+护理服务"主要是指医疗机构利用在本机构注册的护士,依托互联网等信息技术,以"线上申请、线下服务"的模式为主,为出院患者或罹患疾病且行动不便的特殊人群提供的护理服务。

2020年5月21日,国家卫生健康委员会办公厅发布《关于进一步完善预约诊疗制度加强智慧医院建设的通知》(国卫办医函〔2020〕405号),要求加快建立完善预约诊疗制度、创新建设完善智慧医院系统、大力推动互联网诊疗与互联网医院发展3点要求,加强组织领导、坚守安全底线、做好总结宣传工作,以持续巩固疫情防控成果和改善医疗服务,加快推进线上与线下一体化的医疗服务新模式,不断增强人民群众就医获得感。

2020年10月24日,国家医疗保障局发布《关于积极推进"互联网+"医疗服务医保支付工作的指导意见》(医保发〔2020〕45号),针对如何更好地开展"互联网+"医疗服务医保支付工作,回答了医疗机构需要具备的资格和条件、医疗服务项目在给予医保支付报销的范畴,以及如何进行医保结算等互联网+数字医疗产业相关的热点问题。指导意见全方位促进了"互联网+"医疗服务模式的"规范"和"创新",借助医保支付,规范"互联网+"医疗服务机构的建设,开展医保支付,可以有效促进"互联网+"医疗服务模式的创新。意见对各相关方提出6个方面的具体要求,要充分认识"互联网+"医疗服务医保支付工作的重要意义,做好"互联网+"医疗服务医保协议管理,完善"互联网+"医疗服务医保支付

政策,优化"互联网＋"医疗服务医保经办管理服务,强化"互联网＋"医疗服务监管措施,以及要加强组织领导、做好统计监测、做好政策培训和宣传的工作要求。

在新冠肺炎疫情期间,充分发挥"互联网＋医疗服务"在疫情防控中的优势作用。国家卫生健康委员会先后发布《关于加强信息化支撑新型冠状病毒感染的肺炎疫情防控工作的通知》《关于在疫情防控中做好互联网诊疗咨询服务工作的通知》《关于进一步落实科学防治精准施策分区分级要求做好疫情期间医疗服务管理工作的通知》等,提出充分发挥信息化在辅助疫情研判、创新诊疗模式、提升服务效率等方面的支撑作用,鼓励通过"互联网＋医疗服务"助力疫情防控。

2020年2月28日,国家医保局联合国家卫生健康委员会发布《关于推进新冠肺炎疫情防控期间开展"互联网＋"医保服务的指导意见》,提出符合要求的互联网＋医疗机构可为参保人提供常见病、慢性病线上复诊服务,各地可依规纳入医保基金支付范围。同时北京、天津、黑龙江等多地政府卫生健康部门与第三方平台合作,呼吁市民进行线上咨询和诊疗并加大在线医保支持力度。

2020年6月28日,国家卫生健康委员会办公厅发布《关于做好信息化支撑常态化疫情防控工作的通知》(国卫办规划函〔2020〕506号),就强化疫情监测预警、支撑疫情防控工作,完善健康通行码政策标准、推动人员安全有序流动,推广疫情期间线上服务经验、大力发展"互联网＋医疗健康",拓展"互联网＋政务"服务、推动政务信息共享和"一网通办",推进信息化新型基础设施建设、加快建立应急指挥系统和强化网络安全工作、切实保障个人信息和网络安全6个方面提出了具体工作要求。

### (四)加大对信息化的标准规范引导力度

2016年6月21日,国务院办公厅发布《关于促进和规范健康医疗大数据应用发展的指导意见》,指出要顺应新兴信息技术发展趋势,规范和推动健康医疗大数据融合共享、开放应用,提出了夯实健康医疗大数据应用基础、全面深化健康医疗大数据应用、规范和推动"互联网＋健康医疗"服务、加强健康医疗大数据保障体系建设4个重点任务和其下共14个重大工程。到2020年,建成国家医疗卫生信息分级开放应用平台,基本实现城乡居民拥有规范化的电子健康档案和功能完备的健康卡,不断完善健康医疗大数据相关政策法规、安全防护、应用标准体系,基本建立适应国情的健康医疗大数据应用发展模式,初步形成健康医疗大数据产业体系、新业态蓬勃发展,人民群众得到更多实惠的发展目标。

2018 年 3 月 17 日，国务院办公厅印发《科学数据管理办法》，对科学数据职责、采集汇交与保存、共享与利用、保密与安全等方面内容进行了明确。同年 4 月，国家卫生健康委员会规划与信息司发布《全国医院信息化建设标准与规范（试行）》，着眼未来 5～10 年全国医院信息化应用发展要求，针对二级医院、三级乙等医院和三级甲等医院的临床业务、医院管理等工作，覆盖医院信息化建设的主要业务和建设要求，从软硬件建设、安全保障、新兴技术应用等方面规范了医院信息化建设的主要内容和要求。

2018 年 7 月 12 日，国家卫生健康委员会研究制定了《国家健康医疗大数据标准、安全和服务管理办法（试行）》，以加强健康医疗大数据服务管理，充分发挥健康医疗大数据作为国家重要基础性战略资源的作用。指出我国公民在中华人民共和国境内所产生的健康和医疗数据，国家在保障公民知情权、使用权和个人隐私的基础上，根据国家战略安全和人民群众生命安全需要，加以规范管理和开发利用。加强健康医疗大数据的标准管理、安全管理和服务管理，推动健康医疗大数据惠民应用，促进健康医疗大数据产业发展。

2019 年 4 月，国家卫生健康委员会规划与信息司编制了《全国基层医疗卫生机构信息化建设标准与规范（试行）》，着眼未来 5～10 年全国基层医疗卫生机构信息化建设、应用和发展要求，满足全国社区卫生服务中心（站）、乡镇卫生院（村卫生室）的服务业务、管理业务等工作需求，覆盖基层医疗卫生机构信息化建设的主要业务和应用要求，从便民服务、业务服务、业务管理、软硬件建设、安全保障等方面，规范了基层医疗卫生机构信息化建设的主要应用内容和建设要求。建议基层医疗卫生机构信息系统部署在县级或县级以上全民健康信息平台，鼓励基层医疗卫生机构根据自身情况，积极推进云计算、大数据、人工智能等新兴技术应用，探索创新发展，更好的服务广大老百姓。

2020 年 4 月 18 日，国家卫生健康委员会办公厅发布《关于进一步推动互联网＋医疗服务发展和规范管理的通知》（国卫办医函〔2020〕330 号），要求进一步推动互联网技术与医疗服务融合发展，发挥互联网＋医疗服务的积极作用。同时要求各地坚守医疗质量和患者安全底线，在开展任何试验探索时，不得突破现有法律法规和《意见》明确的有关规定，按照《关于印发互联网诊疗管理办法（试行）等 3 个文件的通知》要求，不断规范互联网诊疗和互联网医院的准入和执业管理，加强监管。

2020 年 5 月 8 日，国家卫生健康委员会和国家中医药管理局联合发布《关于做好公立医疗机构"互联网＋医疗服务"项目技术规范及财务管理工作的通知》（国卫财务函〔2020〕202 号），对规范"互联网＋医疗服务"项目相关管理工作、明确"互联网＋医疗服务"会计核算及财务管理、统一医疗服务工作量统计口径 3 个方面提出具体的工作要求，进一步规范医疗机构"互联网＋医疗服务"价格行为，维护患者与医疗机构的合法权益，做好财务管理工作，促进"互联网＋医疗服务"新模式的长远发展。

2020 年 5 月 22 日，国家卫生健康委员会发布《国家卫生与人口信息数据字典》等 2 项推荐性卫生行业标准，即 WS/T 671－2020 国家卫生与人口信息数据字典和 WS/T 672－2020 国家卫生与人口信息概念数据模型。

2020 年 11 月 16 日，国家卫生健康委员会统计信息中心发布《关于开展 2020 年度国家医疗健康信息互联互通标准化成熟度测评工作的通知》，提出要加快推进国家医疗健康信息互联互通标准化成熟度测评工作，强化卫生健康信息标准的推广与应用，以测促用、以测促改、以测促建，促进各地区、各医疗机构信息化水平的提升和信息资源的集聚整合与互联互通。

### 三、地方实施

#### （一）各地政府高度重视数字健康发展

为贯彻落实国务院办公厅印发的《关于促进和规范健康医疗大数据应用发展的指导意见》，各地政府印发本地区的实施意见。

1.湖北省

2016 年 10 月 10 日，湖北省人民政府办公厅发布《关于促进和规范健康医疗大数据应用发展的实施意见》，提出以保障全体人民健康为出发点，夯实基层基础，完善政策制度，创新工作机制，大力推动政府健康医疗信息系统和公众健康医疗数据互联融合、开放共享，消除信息孤岛，积极营造促进健康医疗大数据安全规范、创新应用的发展环境，通过"互联网＋健康医疗"探索服务新模式、培育发展新业态，为打造健康湖北和实现"建成支点、走在前列"的目标奠定基础。到 2017 年底，基本实现省、市、县 3 级人口健康信息平台互联互通、信息共享，实现省级平台与国家人口健康信息平台互联互通，基本形成全省跨地区、跨机构健康医疗大数据共享共用的格局。到 2020 年，建成支撑三医联动（医疗、医药、医保）、分级诊疗、健康管理等业务的全省人口健康信息服务体系，实现健康医疗大数据应用发展的规范有序、安全可控,实现城乡居民人人拥有 1 份规范化的电子健康档案和 1 张居民健康卡,统筹区域布局,依托现有资源建成 1 个医疗健康大数据生产中心、10 个区域临床医学数据示范中心和 10 个健康医疗大数据应用产业示范中心。

2.云南省

2016 年 10 月 26 日,云南省人民政府办公厅发布《关于促进和规范健康医疗大数据应用发展的实施意见》,提出紧紧抓住国家促进和规范健康医疗大数据资源应用发展机遇,加快健康医疗信息化建设,营造良好的健康医疗大数据应用环境,提升健康医疗服务效率和质量,不断满足人民群众多层次、多样化健康需求,推动健康医疗设备制造、大数据产业和生物医药产业发展。到 2017 年底,省级"健康医疗云"框架基本形成,初步实现省级人口健康信息平台与国家级平台互联互通,主要健康医疗数据资源跨地区共享共用格局基本形成。到 2020 年,建成省级医疗卫生信息分级开放应用平台,实现与人口、法人、信用、宏观经济、空间地理等基础数据资源跨部门、跨区域共享,医疗、医药、医保和健康有关领域数据融合应用取得明显成效,健康医疗大数据有关政策法规、安全防护、应用标准体系不断完善,适应省情的健康医疗大数据应用发展模式基本建立。

3.贵州省

2017 年 7 月 4 日,贵州省人民政府办公厅发布《关于促进和规范健康医疗大数据应用发展的实施意见》,提出要夯实健康医疗大数据应用基础。既要加快"医疗健康云"建设,丰富省级人口健康信息平台功能,加强市、县级人口健康信息平台建设。整合省、市、县 3 级人口健康信息平台资源,构建健康医疗大数据中心,拓展建立"医疗健康云",加快"医疗健康云"向"云上贵州"系统平台迁移。到 2018 年,建成统一权威、互联互通的省、市、县 3 级人口健康信息平台,医疗、医药、医保和健康各相关领域数据融合应用取得明显成效。也要推动健康医疗大数据共享开放,改造升级以居民电子健康档案、电子病历、电子处方等为核心的基础数据库,加强全省各级各类医疗卫生机构信息化建设,实现院内信息化系统和数字化医疗设备接口开放、互联互通,筑牢健康医疗大数据采集应用基础,加快医疗服务和公共卫生服务数据向健康医疗大数据中心汇聚。研究建立全省健康医疗数据资源目录体系,完善大数据采集、管理、共享等标准规范,畅通政府、部门、区域、行业间数据共享通道。到 2018 年,各级医疗卫生机构信息系统全部与省、市、县 3 级人口健康信息平台实现交会对接,健康医疗大数据与人口、法人、空间地理、环境等基础数据实现跨部门、跨区域共享。

### 4.四川省

2016 年 12 月 2 日,四川省人民政府办公厅发布《关于促进和规范健康医疗大数据应用发展的实施意见》,指出建立互联互通的省、市、县 3 级人口健康信息平台,促进跨机构、跨地区、跨行业的信息系统互联共享和业务协同,实现医疗健康数据精准汇聚和集成共享,推进健康医疗大数据应用创新,探索"互联网＋健康医疗"服务新模式、新业态,为全面深化医改、实现健康四川战略提供有力支撑。到 2017 年底,完成健康医疗大数据标准体系建设,出台医疗卫生数据管理办法,建立信息安全管理机制。完善省级人口健康信息平台建设,并与国家人口健康信息平台和已建市、县人口健康信息平台互联互通。完成二级以上医疗机构居民健康卡用卡环境改造,普及应用居民健康卡,逐步实现全省范围内跨机构、跨区域的健康信息、就诊信息共享。到 2020 年,建成四川省健康医疗大数据共享平台,实现与基础数据资源跨部门、跨区域共享,医疗、医药、医保和健康各相关领域数据融合应用,推进临床医学数据示范中心建设,基本实现城乡居民拥有规范化的电子健康档案和功能完备的居民健康卡。

2020 年 6 月 30 日,四川省卫生健康委员会发布关于印发《四川省健康医疗大数据应用管理办法(试行)》的通知,坚持"属地管理、分级负责,规范有序、安全可控,开放融合、共建共享"的原则,旨在加强全省健康医疗大数据应用管理,推动信息惠民应用,促进健康服务业发展。办法将健康医疗大数据定义为医疗卫生机构在城乡居民疾病防治、健康管理等过程中产生的与健康医疗相关的业务数据。办法要求省级卫生健康行政部门会同相关部门负责统筹、指导、评估、监督全省健康医疗大数据标准、资源、服务和安全等管理工作。市、县 2 级卫生健康行政部门是本行政区域内健康医疗大数据应用管理的监管单位,会同相关部门负责本行政区域内健康医疗大数据应用管理工作。省级卫生健康行政部门委托省卫生健康信息中心负责全省健康医疗大数据资源汇聚,承担省级健康医疗大数据标准管理、资源管理、服务管理、安全管理和监督管理等具体工作,同时办法对各项管理内容提出了具体要求。

### 5.重庆市

2016 年 12 月 16 日,重庆市人民政府办公厅印发《重庆市健康医疗大数据应用发展行动方案(2016—2020年)》,方案指出健康医疗大数据是重要的基础性战略资源,推动健康医疗大数据创新应用和产业发展,制定本行动方案。方案要实现到2020年,全面建成健康医疗大数据平台体系与支撑体系,形成健康医疗大数据共享与开放机制,实现与自然人、法人、空间地理等基础数据资源的跨部门、跨区域共享,推动健康医疗大数据融合应用、创新发展,建立健康医疗大数据相关规章制度、应用标准体系、安全保障机制,形成健康医疗大数据产业体系,催生健康医疗新业态、新模式,建成国内领先的健康医疗大数据应用示范城市。同时还制定了区域健康医疗大数据平台工程、医疗卫生管理与服务应用工程、健康医疗个性化服务平台工程、生物医学大数据中心建设工程、"互联网+健康医疗"服务工程和健康医疗大数据保障工程6个重点工程。

2019年12月18日,重庆市卫生健康委员会印发《重庆市卫生健康行业健康医疗数据资源管理办法》。要求市级主管单位负责全市卫生健康行业健康医疗数据资源发展规划、管理规范的制定与督导;负责完善重庆市卫生健康委员会及其委属单位健康医疗数据资源归集使用制度;负责市级归集数据的开发应用;统一制定全市卫生健康行业数据资源目录体系,对区、县级主管单位和市卫生健康委员会委属单位健康医疗数据资源的管理进行指导和监督;负责会同其他市级相关主管部门制定全市健康医疗大数据管理相关规定。区、县级主管单位负责落实市级相关数据管理规范、制度;按照全市健康医疗数据资源目录体系完成本辖区资源目录的数据归集和更新维护,并上报市级主管单位;负责本级归集数据的开发应用;负责对本辖区生产应用单位健康医疗数据资源的管理和应用进行指导和监督。

### 6.山东省

2017年7月20日,山东省人民政府办公厅发布《关于贯彻国办发〔2016〕47号文件促进和规范健康医疗大数据应用发展的实施意见》。提出到2017年底,基本建成统一权威、互联互通的省、市、县级全民健康信息平台,健康医疗大数据管理使用、标准体系和信息安全管控机制更加完善;初步建成以城乡居民电子健康档案、卫生计生行业管理相对人电子档案和中西医电子病历为重点,支撑跨层级、跨机构、跨部门的数据交换、资源共享,医保、医药、医疗协同管理的医疗健康信息服务体系。到2020年,建成山东省健康医疗大数据中心及共享平台,全面实现健康医疗大数据在各相关领域的融合应用;使用社会保障卡融合居民健康卡,实现全省范围内全民健康相关信息一卡通用;全面建成面向群众的"互联网＋健康医疗"服务云平台,远程医疗覆盖省、市、县、乡4级医疗卫生机构,满足居民健康个性化指导、服务和精准化医疗需求;每个卫生计生行业管理人员拥有以机构代码、执业人员身份证号为唯一标识的规范化电子监管信息档案,及时向社会公众提供依法执业、合法经营监管信息;推进山东省健康医疗大数据科技创新平台、临床医学数据示范中心和全民健身公共服务信息平台建设,促进健康医疗大数据科研分析、深度挖掘和广泛应用,基本建立适应山东省情的健康医疗信息应用发展模式;积极争取建设国家健康医疗大数据中心,初步形成以健康需求为导向的健康医疗大数据产业体系,政产学研医用一体化发展格局基本形成,新经济增长点和新业态效应逐步体现。

2020年8月20日公布的《山东省健康医疗大数据管理办法》,明确了对山东省行政区域内健康医疗大数据的采集、汇聚、存储、开发、应用及其监督管理等活动的具体要求。明确指出健康医疗大数据,是指在疾病防治、健康管理等过程中产生的,以容量大、类型多、存取速度快、应用价值高为主要特征的健康医疗数据集合,以及对其开发应用形成的新技术、新业态。

### 7.广州市

2018年12月20日,广州市人民政府办公厅发布《关于推进健康医疗大数据应用的实施意见》,要求充分激发健康医疗大数据的创新活力,探索数据新应用,创新服务新模式,培养发展新业态,为广州在全省实现"四个走在全国前列"、当好"两个重要窗口"中勇当排头兵作出积极贡献。要以保障人民群众健康和促进产业发展为目的,在维护公民个人信息安全的前提下,通过释放政府数据红利,积极推动健康医疗大数据应用,培育基于云计算、大数据、人工智能等新一代信息技术的健康医疗产业新业态,缓解看病就医难题,提升人民健康水平。最终实现建立健康医疗大数据共享开放及运营长效机制、推进全市健康医疗大数据汇聚与互联互通、促进健康医疗大数据应用推广、提升"互联网＋健康医疗"服务水平和构建健康医疗大数据产业体系。

### (二)各地数字健康市场化

我国数字医疗呈现较为明显的集聚特征,数字医疗在长江经济带集聚发展特征明显。从城市看,上市公司数量排名前11的城市,有6个位于长江经济带;从各省份重点企业数量看,四川、湖北、安徽、江苏、浙江、上海等地区均显示出较强的数字医疗发展活力,其中,广东(深圳、广州),北京,上海和浙江(杭州)4地呈现出较强的竞争力。

### 1.广东省

广东省依托传统医疗器械及医学服务企业的战略布局在数字医疗领域形成较强的竞争力,重点企业数量和上市公司数量均具有领先优势,白云山、华大基因、迈瑞生物等一批医药健康龙头企业分别依托自身在药械及检测产品的优势,布局智慧医院、远程医疗、医疗大数据等领域。

### 2.北京市

北京市形成医疗信息化公司与软件企业、医疗器械企业延展数字医疗服务并举的数字医疗发展特征,上市公司数量具有领先优势,集聚了东华软件、东软集团、数字政通、用友网络等布局医疗信息化的龙头企业,万东医疗、乐普医疗等依托具有优势的医疗器械产品布局数字医疗领域,如乐普医疗打造心血管全产业链,布局远程心电监测和基层医疗业务。

### 3.浙江省

浙江省以打造"数字健康"为支撑,加快构建"上下联、信息通"的运行新模式。坚持以"数字健康"驱动改革创新,大力发展"互联网+健康医疗",为构建整合型医疗卫生服务体系赋能。以杭州市为核心,在医疗信息化和医疗互联网2个方面形成了全国引领能力,集聚了思创医惠、创业惠康和仁科技等全国医疗信息化龙头企业,涵盖了智慧医院、远程医疗、AI医疗、健康城市等多层次的数字医疗业务,并在5G医疗方面积极布局;集聚了微医集团、阿里健康等一批互联网+医疗企业,在互联网医院、互联网家庭医师签约、分级诊疗、医药电商、健康咨询等领域都具有较强的竞争实力,并形成较好的模式探索。在"服务+监管"一体化共享互联网医院平台、邵逸夫互联网医院等方面的建设为全国提供了标杆经验。

### 4.上海市

上海市在医疗信息化、互联网医院方面形成了独特的竞争力,集聚了卫宁健康、万达信息等医疗信息化龙头企业,并领先于北京在互联网医院建设方面开展积极探索,推动徐汇区中心医院、中山医院、华山医院、仁济医院、上海市儿童医院、上海市皮肤病医院6家第一批互联网医院建设,并在华山医院推动上海首家5G智慧医疗应用示范基地建设。

# 第三章

# 数字健康的标准

## 第一节 国际标准

国际标准通常指由国际标准化组织(international organization for standardization,ISO)、国际电工委员会(international electrotechnical commission,IEC)和国际电信联盟(international telecommunication union,ITU)制定的标准,以及国际标准化组织确认并公布的其他国际组织制定的标准。数字健康是健康信息化的延伸与拓展,被注入大数据、人工智能、云计算、区块链、5G等高新技术的元素,因此数字健康相关的国际标准涉及的范围非常广泛,本节对上述各标准制定组织进行考察选取部分代表性标准进行阐述,以供读者参考。

### 一、ISO

ISO于1947年2月23日正式成立,总部设在瑞士的日内瓦,如今已是世界上最大、最具权威的国际标准制定与修订的非政府组织,目前已制定了超过24 623项国际标准[1]。ISO成员由来自世界上167个国家和地区的国家标准化团体组成,担负着制定全球协商一致的国际标准的任务[2],以支持创新并为全球挑战提供解决方案[3]。ISO标准通常需要经历工作组草案、委员会草案、国际标准草案、最终国际标准草案、国际标准几个过程[4]。

---

[1] https://www.iso.org/standards-catalogue/browse-by-ics.html.

[2] 《国际标准化组织》,《中国护理管理》2018年第10期。

[3] https://www.iso.org/about-us.html.

[4] https://www.iso.org/developing-standards.html.

为开展具体标准的制定与修订研究工作,ISO 设立了技术委员会(technical committees,TC),TC 下可设分技术委员会(sub committee,SC)和工作组(working group,WG)。当某个 TC 被撤销时,其编号不允许其他 TC 使用,某些 TC 没有研究或可预见性工作项目时则被标注为"STANDBY",他们会定期复审其负责的标准。目前活跃的技术委员会有 258 个,其中成立于 1998 年的 ISO/TC 215 技术委员会聚焦健康信息,其任务是致力于健康信息学领域的标准化,以促进和实现全球范围内的健康信息共享,研究制定健康指标体系、健康信息、电子病历、健康信息安全基础设施、医药电子商务等方面的标准[1]。此外,信息技术是数字健康的基础和支撑,因此还有 ISO/IEC JTC 1(information technology,IT)技术委员会的相关标准需要参考。

(一)ISO/TC 215

目前,ISO/TC 215 有 65 个成员团体。下设 1 个分委会、17 个工作组(包含 2 个联合工作组)和 1 个由其他 TC 负责的联合工作组,具体如下。

◆ISO/TC 215/SC 1:基因组信息学分委会(Genomics Informatics Sub Committee)

◆ISO/TC 215/AHG 5:安全、有效和可靠的数字治疗工作组(Safe, Effective and Secure Digital Therapeutics Working Group)

◆ISO/TC 215/AHG 6:风险概念和相关术语工作组(Concept of Risk and Associated Terms Working Group)

◆ISO/TC 215/AHG 7:ISO 27269 和相关标准的持续管理工作组(On-going Management of ISO 27269 and Associated Standards Working Group)

◆ISO/TC 215/CAG 1:执行理事会、协调和运作工作组(Executive Council, Harmonization and Operations Working Group)

◆ISO/TC 215/CAG 02:咨询团队工作组(Advisory Group Working Group)

◆ISO/TC 215/JWG 1:中药(信息学)联合工作组[Joint ISO/TC 215-ISO/TC 249 WG:Traditional Chinese Medicine(informatics)Working Group]

◆ISO/TC 215/JWG 7:安全、有效和可靠的健康软件和健康 IT 系统,包括连接医疗设备的系统工作组(Joint ISO/TC 215-IEC/SC 62A WG:Safe,

---

[1] 长弓:《ISO/TC 215 与 HIMSS》,《世界标准化与质量管理》2008 年第 4 期。

Effective and Secure Health Software and Health IT Systems, including Those Incorporating Medical Devices Working Group)

◆ISO/TC 215/TF 1：电子健康中使用的数量和单位特别工作组（Task Force on Quantities and Units to Be Used in E-health Working Group）

◆ISO/TC 215/TF 5：健康信息学中的人工智能技术工作组（AI Technologies in Health Informatics Working Group）

◆ISO/TC 215/TF 6：流程和质量改进工作组（Process and Quality Improvement Working Group）

◆ISO/TC 215/WG 1：架构、框架和模型工作组（Architecture, Frameworks and Models Working Group）

◆ISO/TC 215/WG 2：系统和设备互操作性工作组（Systems and Device Interoperability Working Group）

◆ISO/TC 215/WG 3：语义内容工作组（Semantic Content Working Group）

◆ISO/TC 215/WG 4：安保、安全和隐私工作组（Security, Safety and Privacy Working Group）

◆ISO/TC 215/WG 6：药房和药品业务工作组（Pharmacy and Medicines Business Working Group）

◆ISO/TC 215/WG 10：传统医学工作组（Traditional Medicine Working Group）

◆ISO/TC 215/WG 11：个性化数字健康工作组（Personalized Digital Health Working Group）

◆ISO/TC 249/JWG 1：信息学联合工作组（Joint ISO/TC 249-ISO/TC 215 WG：Informatics）

截至 2022 年 9 月，ISO/TC 215 共发布了 223 个标准，其中 216 个标准由其直接负责，正在制定的标准有 68 个，其中 61 个标准由其直接负责。有学者[1]按照 ISO/TC 215 的工作组织框架将这些标准归纳为数据结构类标准、数据交换类标准、语义内容类标准、信息安全类标准、健康卡标准、药房与医药电子商务类标准、设备类标准、电子健康档案业务需求类标准等几个类别。参考上述分类将 216 个标准分类列举如下（表 3-1）。

---

[1] 李海燕、朱晓博、崔蒙：《ISO/TC 215 健康信息标准分类》，《中国数字医学》2012 年第 1 期。

表 3-1　截至 2022 年 9 月 ISO/TC 215 已发布的国际标准

| 序号 | 标准编号 | 标准名称 |
|---|---|---|
| 1 | ISO 13119:2012 | Health informatics—Clinical knowledge resources—Metadata |
| 2 | ISO 13120:2019 | Health informatics—Syntax to represent the content of healthcare classification systems—Classification Markup Language(ClaML) |
| 3 | ISO 13940:2015 | Health informatics — System of concepts to support continuity of care |
| 4 | ISO 13972:2022 | Health informatics—Clinical information models—Characteristics, structures and requirements |
| 5 | ISO 14199:2015 | Health informatics—Information models—Biomedical Research Integrated Domain Group(BRIDG) Model |
| 6 | ISO 16278:2016 | Health informatics—Categorial structure for terminological systems of human anatomy |
| 7 | ISO 17115:2020 | Health informatics—Representation of categorial structures of terminology(CatStructure) |
| 8 | ISO 17117-1:2018 | Health informatics—Terminological resources—Part 1:Characteristics |
| 9 | ISO/TS 17117-2:2022 | Health informatics—Terminological resources—Part 2:Implementation Capability(TIC) |
| 10 | ISO 17439:2022 | Health informatics — Development of terms and definitions for health informatics glossaries |
| 11 | ISO 17523:2016 | Health informatics—Requirements for electronic prescriptions |
| 12 | ISO 18104:2014 | Health informatics — Categorial structures for representation of nursing diagnoses and nursing actions in terminological systems |
| 13 | ISO 18232:2006 | Health Informatics — Messages and communication — Format of length limited globally unique string identifiers |
| 14 | ISO 1828:2012 | Health informatics—Categorial structure for terminological systems of surgical procedures |
| 15 | ISO 18308:2011 | Health informatics — Requirements for an electronic health record architecture |
| 16 | ISO 18530:2021 | Health informatics — Automatic identification and data capture marking and labelling—Subject of care and individual provider identification |

续表

| 序号 | 标准编号 | 标准名称 |
|---|---|---|
| 17 | ISO 18812:2003 | Health informatics—Clinical analyser interfaces to laboratory information systems—Use profiles |
| 18 | ISO 21090:2011 | Health informatics—Harmonized data types for information interchange |
| 19 | ISO 21091:2013 | Health informatics — Directory services for healthcare providers, subjects of care and other entities |
| 20 | ISO 21298:2017 | Health informatics—Functional and structural roles |
| 21 | ISO 21667:2010 | Health informatics—Health indicators conceptual framework |
| 22 | ISO 23903:2021 | Health informatics—Interoperability and integration reference architecture—Model and framework |
| 23 | ISO 25237:2017 | Health informatics—Pseudonymization |
| 24 | ISO 27269:2021 | Health informatics—International patient summary |
| 25 | ISO 27789:2021 | Health informatics—Audit trails for electronic health records |
| 26 | ISO/TS 21547:2010 | Health informatics — Security requirements for archiving of electronic health records—Principles |
| 27 | ISO 27799:2016 | Health informatics—Information security management in health using ISO/IEC 27002 |
| 28 | ISO/TR 14292:2012 | Health informatics — Personal health records — Definition, scope and context |
| 29 | ISO/TR 20514:2005 | Health informatics — Electronic health record — Definition, scope and context |
| 30 | ISO/TR 21548:2010 | Health informatics — Security requirements for archiving of electronic health records—Guidelines |
| 31 | ISO/TR 21835:2020 | Health informatics—Personal health data generated on a daily basis |
| 32 | ISO/HL7 16527:2016 | Health informatics — HL7 Personal Health Record System Functional Model,Release 1(PHRS FM) |
| 33 | ISO/HL7 10781:2015 | Health Informatics—HL7 Electronic Health Records-System Functional Model,Release 2(EHR FM) |
| 34 | ISO/HL7 21731:2014 | Health informatics—HL7 version 3—Reference information model—Release 4 |

| 序号 | 标准编号 | 标准名称 |
|------|----------|----------|
| 35 | ISO/HL7 27931:2009 | Data Exchange Standards—Health Level Seven Version 2.5—An application protocol for electronic data exchange in healthcare environments |
| 36 | ISO/HL7 27932:2009 | Data Exchange Standards—HL7 Clinical Document Architecture, Release 2 |
| 37 | ISO/HL7 27951:2009 | Health informatics—Common terminology services, release 1 |
| 38 | ISO/TR 11487:2008 | Health informatics—Clinical stakeholder participation in the work of ISO TC 215 |
| 39 | ISO/TR 11636:2009 | Health Informatics—Dynamic on-demand virtual private network for health information infrastructure |
| 40 | ISO/TR 12300:2014 | Health informatics—Principles of mapping between terminological systems |
| 41 | ISO/TR 12309:2009 | Health informatics—Guidelines for terminology development organizations |
| 42 | ISO/TR 12310:2015 | Health informatics—Principles and guidelines for the measurement of conformance in the implementation of terminological systems |
| 43 | ISO/TR 12773-1:2009 | Business requirements for health summary records—Part 1: Requirements |
| 44 | ISO/TR 12773-2:2009 | Business requirements for health summary records—Part 2: Environmental scan |
| 45 | ISO/TR 13054:2012 | Knowledge management of health information standards |
| 46 | ISO/TR 13128:2012 | Health Informatics—Clinical document registry federation |
| 47 | ISO/TR 17119:2005 | Health informatics—Health informatics profiling framework |
| 48 | ISO/TR 18638:2017 | Health informatics—Guidance on health information privacy education in healthcare organizations |
| 49 | ISO/TR 19231:2014 | Health informatics—Survey of mHealth projects in low and middle income countries(LMIC) |
| 50 | ISO/TR 19669:2017 | Health informatics—Re-usable component strategy for use case development |
| 51 | ISO/TR 20055:2018 | Health informatics—Person-owned document repository for PHR applications and health information exchange |
| 52 | ISO/TR 22221:2006 | Health informatics-Good principles and practices for a clinical data warehouse |

| 序号 | 标准编号 | 标准名称 |
|---|---|---|
| 53 | ISO/TS 14265:2011 | Health Informatics-Classification of purposes for processing personal health information |
| 54 | ISO/TS 17975:2015 | Health informatics—Principles and data requirements for consent in the Collection,use or disclosure of personal health information |
| 55 | ISO/TS 14441:2013 | Health informatics—Security and privacy requirements of EHR systems for use in conformity assessment |
| 56 | ISO/TS 18864:2017 | Health informatics—Quality metrics for detailed clinical models |
| 57 | ISO/TS 21526:2019 | Health informatics—Metadata repository requirements(MetaRep) |
| 58 | ISO/TS 22287:2019 | Health informatics — Workforce roles and capabilities for terminology and terminology services in healthcare(term workforce) |
| 59 | ISO/TS 22789:2010 | Health informatics—Conceptual framework for patient findings and problems in terminologies |
| 60 | ISO/TS 22220:2011 | Health informatics—Identification of subjects of health care |
| 61 | ISO/TS 27527:2010 | Health informatics—Provider identification |
| 62 | ISO/TS 22272:2021 | Health Informatics-Methodology for analysis of business and information needs of health enterprises to support standards based architectures |
| 63 | ISO/TS 22691:2021 | Health informatics—Token-based health information sharing |
| 64 | ISO/TS 13582:2015 | Health informatics—Sharing of OID registry information |
| 65 | ISO/TS 21089:2018 | Health informatics—Trusted end-to-end information flows |
| 66 | ISO/TS 23541-1:2021 | Health informatics — Categorial structure for representation of 3D human body position system—Part 1:Bones |
| 67 | ISO/TS 24289:2021 | Health informatics—Hierarchical file structure specification for secondary storage of health-related information |
| 68 | ISO/TS 27790:2009 | Health informatics—Document registry framework |
| 69 | ISO/TS 22756:2020 | Health Informatics—Requirements for a knowledge base for clinical decision support systems to be used in medication-related processes |
| 70 | ISO/TS 29585:2010 | Health informatics—Deployment of a clinical data warehouse |
| 71 | ISO/TR 28380-1:2014 | Health informatics — IHE global standards adoption — Part 1:Process |
| 72 | ISO/TR 28380-2:2014 | Health informatics—IHE global standards adoption—Part 2:Integration and content profiles |

| 序号 | 标准编号 | 标准名称 |
|---|---|---|
| 73 | ISO/TR 28380-3:2014 | Health informatics — IHE global standards adoption — Part 3:Deployment |
| 74 | ISO/TR 14639-1:2012 | Health informatics — Capacity-based eHealth architecture roadmap — Part 1:Overview of national eHealth initiatives |
| 75 | ISO/TR 14639-2:2014 | Health informatics — Capacity-based eHealth architecture roadmap — Part 2:Architectural components and maturity model |
| 76 | ISO 13131:2021 | Health informatics—Telehealth services—Quality planning guidelines |
| 77 | ISO/TR 16056-1:2004 | Health informatics—Interoperability of telehealth systems and networks—Part 1:Introduction and definitions |
| 78 | ISO/TR 16056-2:2004 | Health informatics—Interoperability of telehealth systems and networks—Part 2:Real-time systems |
| 79 | ISO/TR 18307:2001 | Health informatics—Interoperability and compatibility in messaging and communication standards—Key characteristics |
| 80 | ISO 10159:2011 | Health informatics — Messages and communication — Web access reference manifest |
| 81 | ISO 13606-1:2019 | Health informatics—Electronic health record communication—Part 1:Reference model |
| 82 | ISO 13606-2:2019 | Health informatics—Electronic health record communication—Part 2:Archetype interchange specification |
| 83 | ISO 13606-3:2019 | Health informatics—Electronic health record communication—Part 3:Reference archetypes and term lists |
| 84 | ISO 13606-4:2019 | Health informatics—Electronic health record communication—Part 4:Security |
| 85 | ISO 13606-5:2019 | Health informatics—Electronic health record communication—Part 5:Interface specification |
| 86 | ISO 11073-91064:2009 | Health informatics — Standard communication protocol — Part 91064:Computer-assisted electrocardiography |
| 87 | ISO/TR 24291:2021 | Health informatics — Applications of machine learning technologies in imaging and other medical applications |
| 88 | ISO 12052:2017 | Health informatics—Digital imaging and communication in medicine (DICOM)including workflow and data management |

续表

| 序号 | 标准编号 | 标准名称 |
| --- | --- | --- |
| 89 | ISO/TS 21564:2019 | Health Informatics — Terminology resource map quality measures (MapQual) |
| 90 | ISO 21860:2020 | Health Informatics — Reference standards portfolio（RSP）— Clinical imaging |
| 91 | ISO 22077-1:2022 | Health informatics — Medical waveform format — Part 1: Encoding rules |
| 92 | ISO/TS 22077-2:2015 | Health informatics—Medical waveform format—Part 2:Electrocardiography |
| 93 | ISO/TS 22077-3:2015 | Health informatics — Medical waveform format — Part 3: Long term electrocardiography |
| 94 | ISO/TS 22077-4:2019 | Health informatics — Medical waveform format — Part 4: Stress test electrocardiography |
| 95 | ISO/TS 22077-5:2021 | Health informatics—Medical waveform format—Part 5:Neurophysiological signals |
| 96 | ISO 12381:2019 | Health informatics — Explicit time-related expressions for healthcare-specific problems |
| 97 | ISO/TS 23535:2022 | Health informatics — Requirements for customer-oriented health cloud service agreements |
| 98 | ISO 12967-1:2020 | Health informatics — Service architecture（HISA）— Part 1: Enterprise viewpoint |
| 99 | ISO 12967-2:2020 | Health informatics—Service architecture(HISA)—Part 2:Information viewpoint |
| 100 | ISO 12967-3:2020 | Health informatics—Service architecture(HISA)—Part 3:Computational viewpoint |
| 101 | ISO 20301:2014 | Health informatics—Health cards—General characteristics |
| 102 | ISO 20302:2022 | Health informatics — Health cards — Numbering system and registration procedure for issuer identifiers |
| 103 | ISO 21549-1:2013 | Health informatics—Patient healthcard data—Part 1:General structure |
| 104 | ISO 21549-2:2014 | Health informatics—Patient healthcard data—Part 2:Common objects |
| 105 | ISO 21549-3:2014 | Health informatics — Patient healthcard data — Part 3: Limited clinical data |

| 序号 | 标准编号 | 标准名称 |
|------|----------|----------|
| 106 | ISO 21549-4:2014 | Health informatics—Patient healthcard data—Part 4:Extended clinical data |
| 107 | ISO 21549-5:2015 | Health informatics — Patient healthcard data — Part 5:Identification data |
| 108 | ISO 21549-6:2008 | Health informatics — Patient healthcard data — Part 6:Administrative data |
| 109 | ISO 21549-7:2016 | Health informatics—Patient healthcard data—Part 7:Medication data |
| 110 | ISO 21549-8:2010 | Health informatics—Patient healthcard data—Part 8:Links |
| 111 | ISO/TR 21332:2021 | Health informatics — Cloud computing considerations for the security and privacy of health information systems |
| 112 | ISO 22600-1:2014 | Health informatics—Privilege management and access control—Part 1:Overview and policy management |
| 113 | ISO 22600-2:2014 | Health informatics—Privilege management and access control—Part 2:Formal models |
| 114 | ISO 22600-3:2014 | Health informatics — Privilege management and access control — Part 3:Implementations |
| 115 | ISO 22857:2013 | Health informatics—Guidelines on data protection to facilitate trans-border flows of personal health data |
| 116 | ISO 17090-1:2021 | Health informatics — Public key infrastructure — Part 1:Overview of digital certificate services |
| 117 | ISO 17090-2:2015 | Health informatics — Public key infrastructure — Part 2:Certificate profile |
| 118 | ISO 17090-3:2021 | Health informatics—Public key infrastructure—Part 3:Policy management of certification authority |
| 119 | ISO 17090-4:2020 | Health informatics—Public key infrastructure—Part 4:Digital signatures for healthcare documents |
| 120 | ISO 17090-5:2017 | Health informatics—Public key infrastructure—Part 5:Authentication using Healthcare PKI credentials |
| 121 | ISO/TS 17938:2014 | Health informatics — Semantic network framework of traditional Chinese medicine language system |
| 122 | ISO/TS 17948:2014 | Health informatics—Traditional Chinese medicine literature metadata |

续表

| 序号 | 标准编号 | 标准名称 |
|------|----------|----------|
| 123 | ISO/TS 22558:2019 | Health informatics—Classification of traditional Chinese medicine data sets |
| 124 | ISO/TS 21831:2020 | Information model of Chinese materia medica processing |
| 125 | ISO/TS 22773:2019 | Health Informatics—Categorial structures for the representation of the decocting process in traditional Chinese medicine |
| 126 | ISO/TS 22835:2018 | Health informatics—Information model of combination of decoction pieces in Chinese medicines |
| 127 | ISO/TS 23303:2020 | Health informatics — Categorial structure for Chinese materia medica products manufacturing process |
| 128 | ISO/TS 5118:2022 | Health informatics—Categorial structure of representation for evaluation of clinical practice guidelines of traditional Chinese medicine |
| 129 | ISO/TS 5346:2022 | Health informatics—Categorial structure for representation of traditional Chinese medicine clinical decision support system |
| 130 | ISO/TS 18062:2016 | Health informatics — Categorial structure for representation of herbal medicaments in terminological systems |
| 131 | ISO/TS 18790-1:2015 | Health informatics—Profiling framework and classification for Traditional Medicine informatics standards development—Part 1:Traditional Chinese Medicine |
| 132 | ISO/TS 16277-1:2015 | Health informatics—Categorial structures of clinical findings in traditional medicine — Part 1: Traditional Chinese, Japanese and Korean medicine |
| 133 | ISO/TS 16791:2020 | Health informatics — Requirements for international machine-readable coding of medicinal product package identifiers |
| 134 | ISO/TS 16843-1:2016 | Health informatics—Categorial structures for representation of acupuncture—Part 1:Acupuncture points |
| 135 | ISO/TS 16843-2:2015 | Health informatics—Categorial structures for representation of acupuncture—Part 2:Needling |
| 136 | ISO/TS 16843-3:2017 | Health informatics—Categorial structures for representation of acupuncture—Part 3:Moxibustion |
| 137 | ISO/TS 16843-4:2017 | Health informatics—Categorial structures for representation of acupuncture—Part 4:Meridian and collateral channels |

| 序号 | 标准编号 | 标准名称 |
|---|---|---|
| 138 | ISO/TS 16843-5:2019 | Health Informatics—Categorial structures for representation of acupuncture—Part 5:Cupping |
| 139 | ISO/TS 16843-6:2022 | Health informatics—Categorial structures for representation of acupuncture—Part 6:Acupuncture effects |
| 140 | ISO/TR 20831:2017 | Health informatics—Medication management concepts and definitions |
| 141 | ISO/TS 19256:2016 | Health informatics—Requirements for medicinal product dictionary systems for health care |
| 142 | ISO/TS 19293:2018 | Health informatics—Requirements for a record of a dispense of a medicinal product |
| 143 | ISO/TS 17251:2016 | Health informatics—Business requirements for a syntax to exchange structured dose information for medicinal products |
| 144 | ISO/TR 14872:2019 | Health informatics—Identification of medicinal products—Core principles for maintenance of identifiers and terms |
| 145 | ISO/TS 19844:2018 | Health informatics—Identification of medicinal products(IDMP)—Implementation guidelines for ISO 11238 for data elements and structures for the unique identification and exchange of regulated information on substances |
| 146 | ISO/TS 20440:2016 | Health informatics—Identification of medicinal products—Implementation guide for ISO 11239 data elements and structures for the unique identification and exchange of regulated information on pharmaceutical dose forms, units of presentation, routes of administration and packaging |
| 147 | ISO/TS 20443:2017 | Health informatics—Identification of medicinal products—Implementation guidelines for ISO 11615 data elements and structures for the unique identification and exchange of regulated medicinal product information |
| 148 | ISO/TS 20451:2017 | Health informatics—Identification of medicinal products—Implementation guidelines for ISO 11616 data elements and structures for the unique identification and exchange of regulated pharmaceutical product information |

续表

| 序号 | 标准编号 | 标准名称 |
| --- | --- | --- |
| 149 | ISO 11238:2018 | Health informatics－Identification of medicinal products－Data elements and structures for the unique identification and exchange of regulated information on substances |
| 150 | ISO 11239:2012 | Health informatics－Identification of medicinal products－Data elements and structures for the unique identification and exchange of regulated information on pharmaceutical dose forms,units of presentation,routes of administration and packaging |
| 151 | ISO 11240:2012 | Health informatics－Identification of medicinal products－Data elements and structures for the unique identification and exchange of units of measurement |
| 152 | ISO 11615:2017 | Health informatics－Identification of medicinal products－Data elements and structures for the unique identification and exchange of regulated medicinal product information |
| 153 | ISO 11615:2017/Amd 1:2022 | Health informatics－Identification of medicinal products－Data elements and structures for the unique identification and exchange of regulated medicinal product information－Amendment 1 |
| 154 | ISO 11616:2017 | Health informatics－Identification of medicinal products－Data elements and structures for unique identification and exchange of regulated pharmaceutical product information |
| 155 | ISO/TS 22703:2021 | Health informatics－Requirements for medication safety alerts |
| 156 | ISO/HL7 27953-1:2011 | Health informatics－Individual case safety reports(ICSRs)in pharmacovigilance－Part 1:Framework for adverse event reporting |
| 157 | ISO/HL7 27953-2:2011 | Health informatics－Individual case safety reports(ICSRs)in pharmacovigilance － Part 2: Human pharmaceutical reporting requirements for ICSR |
| 158 | ISO/TR 17522:2015 | Health informatics － Provisions for health applications on mobile/smart devices |
| 159 | ISO/TR 17791:2013 | Health informatics－Guidance on standards for enabling safety in health software |
| 160 | ISO 81001-1:2021 | Health software and health IT systems safety,effectiveness and security－Part 1:Principles and concepts |

| 序号 | 标准编号 | 标准名称 |
|---|---|---|
| 161 | IEC 81001-5-1:2021 | Health software and health IT systems safety,effectiveness and security—Part 5-1:Security—Activities in the product life cycle |
| 162 | IEC 82304-1:2016 | Health software—Part 1:General requirements for product safety |
| 163 | ISO/TS 82304-2:2021 | Health software — Part 2:Health and wellness apps — Quality and reliability |
| 164 | ISO/TS 20405:2018 | Health informatics—Framework of event data and reporting definitions for the safety of health software |
| 165 | IEC 80001-1:2021 | Application of risk management for IT-networks incorporating medical devices—Part 1:Safety,effectiveness and security in the implementation and use of connected medical devices or connected health software |
| 166 | IEC/TR 80001-2-1:2012 | Application of risk management for IT-networks incorporating medical devices — Part 2-1:Step by Step Risk Management of Medical IT-Networks;Practical Applications and Examples |
| 167 | IEC/TR 80001-2-2:2012 | Application of risk management for IT-networks incorporating medical devices—Part 2-2:Guidance for the communication of medical device security needs,risks and controls |
| 168 | IEC/TR 80001-2-3:2012 | Application of risk management for IT-networks incorporating medical devices—Part 2-3:Guidance for wireless networks |
| 169 | IEC/TR 80001-2-4:2012 | Application of risk management for IT-networks incorporating medical devices—Part 2-4:General implementation guidance for Healthcare Delivery Organizations |
| 170 | IEC/TR 80001-2-5:2014 | Application of risk management for IT-networks incorporating medical devices — Part 2-5:Application guidance — Guidance for distributed alarm systems |
| 171 | ISO/TR 80001-2-6:2014 | Application of risk management for IT-networks incorporating medical devices—Part 2-6:Application guidance—Guidance for responsibility agreements |
| 172 | ISO/TR 80001-2-7:2015 | Application of risk management for IT-networks incorporating medical devices — Application guidance — Part 2-7:Guidance for healthcare delivery organizations(HDOs)on how to self-assess their conformance with IEC 80001-1 |

续表

| 序号 | 标准编号 | 标准名称 |
|---|---|---|
| 173 | IEC/TR 80001-2-8：2016 | Application of risk management for IT-networks incorporating medical devices—Part 2-8：Application guidance—Guidance on standards for establishing the security capabilities identified in IEC 80001-2-2 |
| 174 | IEC/TR 80001-2-9：2017 | Application of risk management for IT-networks incorporating medical devices—Part 2-9：Application guidance—Guidance for use of security assurance cases to demonstrate confidence in IEC/TR 80001-2-2 security capabilities |
| 175 | ISO/TR 22696：2020 | Health informatics—Guidance on the identification and authentication of connectable Personal Healthcare Devices(PHDs) |
| 176 | ISO/IEEE 11073-00103：2015 | Health informatics—Personal health device communication—Part 00103：Overview |
| 177 | ISO/IEEE 11073-10207：2019 | Health informatics—Personal health device communication—Part 10207：Domain information and service model for service-oriented point-of-care medical device communication |
| 178 | ISO/IEEE 11073-10404：2010 | Health informatics—Personal health device communication—Part 10404：Device specialization—Pulse oximeter |
| 179 | ISO/IEEE 11073-10406：2012 | Health informatics—Personal health device communication—Part 10406：Device specialization—Basic electrocardiograph(ECG)(1-to 3-lead ECG) |
| 180 | ISO/IEEE 11073-10407：2010 | Health informatics—Personal health device communication—Part 10407：Device specialization—Blood pressure monitor |
| 181 | ISO/IEEE 11073-10408：2010 | Health informatics—Personal health device communication—Part 10408：Device specialization—Thermometer |
| 182 | ISO/IEEE11073-10415：2010 | Health informatics—Personal health device communication—Part 10415：Device specialization—Weighing scale |
| 183 | ISO/IEEE 11073-10417：2017 | Health informatics—Personal health device communication—Part 10417：Device specialization—Glucose meter |
| 184 | ISO/IEEE 11073-10418：2014 | Health informatics—Personal health device communication—Part 10418：Device specialization—International Normalized Ratio(INR)monitor |

| 序号 | 标准编号 | 标准名称 |
|---|---|---|
| 185 | ISO/IEEE 11073-10418: 2014/Cor 1:2016 | Health informatics－Personal health device communication－Part 10418:Device specialization－International Normalized Ratio(INR) monitor－Technical Corrigendum 1 |
| 186 | ISO/IEEE 11073-10419:2019 | Health informatics－Personal health device communication－Part 10419:Device specialization－Insulin pump |
| 187 | ISO/IEEE 11073-10420:2012 | Health informatics－Personal health device communication－Part 10420:Device specialization－Body composition analyzer |
| 188 | ISO/IEEE 11073-10421:2012 | Health informatics－Personal health device communication－Part 10421:Device specialization－Peak expiratory flow monitor(peak flow) |
| 189 | ISO/IEEE 11073-10422:2017 | Health informatics－Personal health device communication－Part 10422:Device specialization－Urine analyser |
| 190 | ISO/IEEE 11073-10424:2016 | Health informatics－Personal health device communication－Part 10424:Device specialization－Sleep apnoea breathing therapy equipment(SABTE) |
| 191 | ISO/IEEE 11073-10424:2016/Cor 1:2018 | Health informatics－Personal health device communication－Part 10424:Device specialization－Sleep apnoea breathing therapy equipment(SABTE)－Technical Corrigendum 1 |
| 192 | ISO/IEEE 11073-10425:2019 | Health informatics－Personal health device communication－Part 10425:Device specialization－Continuous glucose monitor(CGM) |
| 193 | ISO/IEEE 11073-10427:2018 | Health informatics－Personal health device communication－Part 10427:Device specialization－Power status monitor of personal health devices |
| 194 | ISO/IEEE 11073-10441:2015 | Health informatics－Personal health device communication－Part 10441:Device specialization－Cardiovascular fitness and activity monitor |
| 195 | ISO/IEEE 11073-10442:2015 | Health informatics－Personal health device communication－Part 10442:Device specialization－Strength fitness equipment |
| 196 | ISO/IEEE 11073-10471:2010 | Health informatics－Personal health device communication－Part 10471:Device specialization-Independant living activity hub |

| 序号 | 标准编号 | 标准名称 |
|------|----------|----------|
| 197 | ISO/IEEE 11073-10472:2012 | Health Informatics－Personal health device communication－Part 10472:Device specialization－Medication monitor |
| 198 | ISO/IEEE 11073-20601:2016 | Health informatics－Personal health device communication－Part 20601:Application profile－Optimized exchange protocol |
| 199 | ISO/IEEE 11073-20601:2016/Cor 1:2016 | Health informatics－Personal health device communication－Part 20601:Application profile－Optimized exchange protocol－Technical Corrigendum 1 |
| 200 | ISO/IEEE 11073-10102:2014 | Health informatics－Point-of-care medical device communication－Part 10102:Nomenclature－Annotated ECG |
| 201 | ISO/IEEE 11073-10103:2014 | Health informatics－Point-of-care medical device communication－Part 10103:Nomenclature－Implantable device,cardiac |
| 202 | ISO/IEEE 11073-20101:2004 | Health informatics－Point-of-care medical device communication－Part 20101:Application profiles－Base standard |
| 203 | ISO/IEEE 11073-20702:2018 | Health informatics－Point-of-care medical device communication－Part 20702:Medical devices communication profile for web services |
| 204 | ISO/IEEE 11073-30200:2004 | Health informatics－Point-of-care medical device communication－Part 30200:Transport profile－Cable connected |
| 205 | ISO/IEEE 11073-30200:2004/Amd 1:2015 | Health informatics－Point-of-care medical device communication－Part 30200:Transport profile－Cable connected－Amendment 1 |
| 206 | ISO/IEEE 11073-30300:2004 | Health informatics－Point-of-care medical device communication－Part 30300:Transport profile－Infrared wireless |
| 207 | ISO/IEEE 11073-30400:2012 | Health informatics－Point-of-care medical device communication－Part 30400:Interface profile－Cabled Ethernet |
| 208 | ISO 11073-90101:2008 | Health informatics－Point-of-care medical device communication－Part 90101:Analytical instruments－Point-of-care test |
| 209 | ISO/IEEE 11073-10101:2020 | Health informatics－Device interoperability－Part 10101:Point-of-care medical device communication－Nomenclature |
| 210 | ISO/IEEE 11073-10201:2020 | Health informatics－Device interoperability－Part 10201:Point-of-care medical device communication－Domain information model |

| 序号 | 标准编号 | 标准名称 |
|---|---|---|
| 211 | ISO/IEEE 11073-20701:2020 | Health informatics－Device interoperability－Part 20701:Point-of-care medical device communication－Service oriented medical device exchange architecture and protocol binding |
| 212 | ISO/IEEE 11073-40101:2022 | Health informatics－Device interoperability－Part 40101:Foundational－Cybersecurity－Processes for vulnerability assessment |
| 213 | ISO/IEEE 11073-40102:2022 | Health informatics－Device interoperability－Part 40102:Foundational－Cybersecurity－Capabilities for mitigation |
| 214 | ISO/TS 11633-1:2019 | Health informatics－Information security management for remote maintenance of medical devices and medical information systems－Part 1:Requirements and risk analysis |
| 215 | ISO/TR 11633-2:2021 | Health informatics－Information security management for remote maintenance of medical devices and medical information systems－Part 2:Implementation of an information security management system(ISMS) |
| 216 | ISO/TR 21730:2007 | Health informatics－Use of mobile wireless communication and computing technology in healthcare facilities－Recommendations for electromagnetic compatibility(management of unintentional electromagnetic interference)with medical devices |

### (二)ISO/IEC JTC 1

ISO 和 IEC 于 1987 年成立了一个联合技术委员会(joint technical committee,JTC1),包含 37 个参与成员和 64 个观察成员,设立了 23 个分委会和 19 个工作组。迄今共发布了 3 358 项标准,由 ISO 直接负责的有 517 项,正在负责制定的标准有 17 项。其中,有关大数据标准化的研究工作主要由 ISO/IEC JTC 1/WG 9 工作组和 ISO/IEC JTC 1/SC 32 分委会负责。其他还有 ISO/IEC JTC 1/SC 27 分委会负责信息安全、网络安全和隐私保护方面的工作、ISO/IEC JTC 1/SC 32 分委会负责数据管理和交换方面的工作、ISO/IEC JTC 1/SC 6 分委会负责系统之间的通信和信息交换、ISO/IEC JTC 1/SC 35 分委会负责用户界面、ISO/IEC JTC 1/SC 37 分委会负责生物识别、ISO/IEC JTC 1/SC 38 分委会负责云计算和分布式平台、ISO/IEC JTC 1/SC 41 分委会负责物联网和数字孪生、

ISO/IEC JTC 1/SC 42 分委会负责人工智能[1],以及 ISO/IEC JTC 1/SC 43 分委会负责脑机接口等,众多分委会制定的标准均可供相关场景参考。

其中,ISO/IEC JTC 1/WG 9 大数据工作组是由国际标准化组织/国际电工委员会的第一联合技术委员会(ISO/IEC JTC 1)直接领导、致力于大数据基础性国际标准的专门工作组,不隶属于任何一个分委会。WG9 工作重点包括开发大数据基础性标准,例如参考架构和术语,识别大数据标准化需求,以及与 JTC 1 其他大数据相关的工作组、JTC 1 外其他大数据相关标准组织等保持联络关系。WG9 编制的基础性国际标准对于各国大数据标准和行业标准都有着重要的参考和借鉴意义[2]。

2019 年 12 月,WG9 工作组发布了《ISO/IEC 20546:2019 Information technology－Big data－Overview and vocabulary》。作为大数据官方标准,WG9 制定的 ISO/IEC 20546 为目前蓬勃发展的大数据技术和标准提供了权威的概念说明和术语解释,除了对大数据的 4V 特征——大量(volume)、高速(velocity)、多样(variety)、变化(variability)给出权威的标准解释,也对大数据技术和系统(如数据存储、计算模型等)及相关技术(如云计算、集群计算等)涉及的常见术语给出标准定义,对于统一产业和用户对大数据的认识、一致化技术和标准词汇都有重要意义[3]。

2018 年和 2020 年,WG9 工作组发布了大数据参考体系结构(big data reference architecture,BDRA)的系列标准,共包含 5 个部分,其中 3 个属于"技术报告"(ISO/TR)类型。当 ISO 的技术委员会或分技术委员会在制定国际标准的过程中,对某一项目已经做出文件但还没有达成共识或没有获得国际标准发布所需要的支持时,经正式成员多数赞同,就可以将这些信息以技术报告的形式出版供临时使用,技术报告发布后 3 年内通过评审决定是否将其转为国际标准。我国国家标准中的"国家标准化指导性技术文件"(其代号是 GB/Z)就其文件形式而言与技术报告类似,就其实施约束力而言可认为是推荐性文件[4]。

第一部分《ISO/IEC TR 20547-1:2020 Information technology－Big data

---

［1］　http://www.standardsportal.org.cn/cnf/html/IEC/109741.jhtml.

［2］　光亮、张群:《ISO/IEC JTC 1/WG 9 大数据国际标准研究及对中国大数据标准化的影响》,《大数据》2017 年第 4 期。

［3］　http://www.cbdio.com/BigData/2017-09/15/content_5599575.htm.

［4］　《关于 ISO 的"技术报告"(ISO/TR)》,《机械工业标准化与质量》2013 年第 1 期。

reference architecture－Part 1：Framework and application process》描述了 BDRA 的框架，以及文档用户如何将其应用于特定问题领域的过程[1]。

第二部分《ISO/IEC TR 20547-2：2018 Information technology－Big data reference architecture－Part 2：Use cases and derived requirements》提供了九大领域的大数据典型用例，并分析下一代解决方案的特性及需要突破的瓶颈[2]。

第三部分《ISO/IEC 20547-3：2020 Information technology－Big data reference architecture－Part 3：Reference architecture》规定了 BDRA 包括概念和体系结构视图。文件中规定的参考体系结构定义了 2 种视角的架构：①用户视角定义了大数据生态系统中的角色/子角色、它们之间的关系和活动类型。②功能视角定义了架构的各个层级和每层中的功能组件类，这些层实现了用户视角中角色/子角色的活动。BDRA 旨在为各利益相关者提供共同语言；鼓励遵守共同标准、规范和模式；提供解决类似问题集的技术实施的一致性；促进对大数据中复杂操作的理解；在整体大数据概念模型的背景下，说明并理解各种大数据组件、流程和系统；为政府部门、机构和其他消费者理解、讨论、分类和比较大数据解决方案提供技术参考；以及促进对互操作性、可移植性、可重用性和可扩展性候选标准的分析[3]。

第四部分《ISO/IEC 20547-4：2020 Information technology－Big data reference architecture－Part 4：Security and privacy》规定了适用于 BDRA 的安全和隐私，包括大数据角色、活动和功能组件，还提供了大数据安全和隐私操作指南。该标准作为 ISO/IEC 20547 系列标准之一，是 SC27 发布的第一项关于大数据安全与隐私保护的国际标准，我国专家在该标准制定过程中担任编辑，组织提出了许多技术建议并被采纳[4]。此部分归口到 ISO/IEC JTC 1/SC 27 信息安全、网络安全和隐私保护技术委员会，其余 4 个部分均归口到了 ISO/IEC JTC 1/SC 42 人工智能技术委员会。

第五部分《ISO/IEC TR 20547-5：2018 Information technology－Big data reference architecture－Part 5：Standards roadmap》调研了现有和正在开发的大

[1] https://www.cssn.net.cn/cssn/productDetail/3119cde865fa1be09f2b111e3cfbeaa4.

[2] https://www.cssn.net.cn/cssn/productDetail/99dbf71e873c9fc94856f06e039c0682.

[3] https://www.cssn.net.cn/cssn/productDetail/c60f09232684fd3915d2230a8f2627bb.

[4] https://www.163.com/dy/article/FPGBM8SF0534ECS5.html.

数据相关标准,基于参考架构分析了未来大数据标准开发的优先事项[1]。

二、ITU

（一）ITU 概述

ITU 成立于 1865 年,是联合国信息和通信技术（information communications technology,ICT）的专门机构[2]。全球 ICT 行业标准的研究制定是 ITU 的主要使命之一。在 ITU 的常设机构里,电信标准化部（ITU telecommunication standardization sector,ITU-T）和无线通信部（ITU radio communication sector,ITU-R）是发布全球信息通信技术方面标准的 2 个重要部门。

ITU-T 的主要工作是全球电信标准的研究制定,包括电信技术的各个方面;而 ITU-R 除了研究制定无线通信方面的标准,其重点工作在于全球无线通信规则的制订、无线电通信的资源管理（无线频率、卫星轨道等）和无线电通信业务管理等。ITU 制定的全球 ICT 标准是以建议书的形式发布,意为推荐标准,并非强制执行。然而由于 ITU 在电信标准方面的权威性,这些标准被国际上广泛采用,或直接采用或被转化为国内标准所使用。

（二）ITU-T 工作开展

ITU-T 的标准化工作是由各电信领域研究组（study groups,SG）开展,ITU-T 成员派代表参加研究组的研究工作,制订各领域的建议书。例如,ITU-T 认为大数据面临的最大挑战在于数据保护、隐私和网络安全,以及相关法律法规的制定等问题。ITU-T 目前开展的标准化工作包括大数据网络基础设施,网络数据抓取、挖掘和分析标准,开放数据标准等。

其大数据标准化工作主要由 SG13 负责展开,下设 Q2（第 2 课题组）、Q17（第 17 课题组）和 Q18（第 18 课题组）3 个课题组。其中 Q2 主要研究"物联网大数据的能力需求",已于 2016 年 6 月完成报批;Q17 的主要研究课题为"基于云计算的大数据需求和能力",该课题相关的标准已于 2015 年 8 月发布;Q18 涉及的研究课题为"大数据即业务的功能架构",相关的标准研制也于 2016 年 10 月报批。3 个课题组以 Q17 牵头开展大数据标准化研究工作并负责向电信标准化

---

[1]　https://www.cssn.net.cn/cssn/productDetail/484f7f213dd404b51441c8d46d7750aa.

[2]　https://www.itu.int/en/ITU-T/about/Pages/default.aspx.

顾问组汇报[1]。ITU曾在2013年11月发布了有关大数据的技术观察报告,该报告对彼时尚未兴起的有关大数据应用案例进行了剖析,对大数据的基本特征和大数据应用技术进行了深度的解释,并对大数据可能面临的挑战及ITU-T要开展的标准化工作进行了初步的说明。

### (三)ITU-T 发布标准

#### 1.健康领域

在健康领域,ITU发布的ITU-T H.810国际标准(最新版是2019年发布的第5版),旨在促进个人互联健康领域的互操作性并构造全球健康行业的互联互通商业环境,是各国电子卫生领域关于ICT基础设施构建的核心要素,可确保健康数据在ICT产品间安全、可靠的传输。该国际标准在欧美等地区已经成为市场准入体系的重要组成部分。美国国家卫生信息技术协调办公室(office of the national coordinator for health information technology,ONC)[2]和美国FDA都将ITU-T H.810国际标准列为官方认可标准,以财政补贴和审评加速的方式促使厂商实施此标准以促进医疗设备的互操作性和医疗数据的一致性与安全性。此外,欧盟多国已将此标准作为本国互联健康基础设施建设的指导性标准,其中部分国家还将其作为强制性标准来规范医疗数据的传输。因此,全球信息技术领域和医疗卫生领域的知名企业都在致力于研发符合ITU-T H.810国际标准的医疗器械产品并努力完成Continua认证,以达到国际市场的准入要求并降低产品的研发成本[3]。

ITU-T发布的与ITU-T H.810国际标准相关联的个人健康系统相关的标准有61个(表3-2),可以分为两大类。

第一大类涉及个人健康设备接口、服务端接口、医疗信息系统接口3个方面的个人健康系统的互操作设计系列指南(ITU-T H.811、812、813)。其中,服务端接口包括认证的持久会话功能、能力交换功能[4]、观测数据上传功能、问卷调查功能等。

---

[1] 宋明顺、鲁伟、郑素丽:《大数据标准化现状与发展思路研究:产业发展视角》,《标准科学》2017年第5期。

[2] http://hl7.org.cn/index.php? a=show&c=index&catid=9&id=134&m=content.

[3] https://news.cqu.edu.cn/archives/trnews/content/2019/01/18/08850ec7b5a9624b9d57cbf1d4b381c4f7891e07.html.

[4] http://www.bz52.com/app/home/productDetail/a77bcf3a605a775d573b61d75decf63d.

第二大类是 ITU-T H.810 个人健康系统一致性方面的标准,包括个人健康系统的符合性评估测试计划(ITU-T H.820),H.810 个人健康系统的一致性之医疗信息系统接口(ITU-T H.821),以及服务端接口系列标准和个人健康设备接口系列标准。

其中,服务端系列标准(ITU-T H.830)包括 18 个部分(ITU-T H.830.1～18),包括健康和健身服务发送方和接收方的 Web 服务互操作性、SOAP/ATNA、PCD-01 HL7 信息、授权管理、健康观测数据上传、问卷调查、能力交换、个人健康设备观测上传等。个人健康设备接口系列标准涵盖了个人健康设备和个人健康网关的优化交换协议和 Continua 设计指南,以及称重秤、血糖仪、脉搏血氧仪、血压检测仪、温度计、心血管健康和活动检测器、力量健身设备、独立生活活动中心、依从性监测器、胰岛素泵、呼气峰流量监测器、身体成分分析仪、基本心电图机、国际标准化比率、睡眠窒息呼吸治疗设备、连续葡萄糖监测仪、电源状态监视器等各类设备。此外,还有 8 个关于个人健康设备中低能耗蓝牙转码的系列标准。

表 3-2 ITU H.810 国际标准及 61 个相关标准

| 序号 | 标准编号 | 标准名称 |
| --- | --- | --- |
| 1 | ITU-T H.810(V5)(11/2019) | Interoperability design guidelines for personal connected health systems:Introduction |
| 2 | ITU-T H.811(11/2017) | Interoperability design guidelines for personal connected health systems:Personal Health Devices interface |
| 3 | ITU-T H.812(11/2017) | Interoperability design guidelines for personal connected health systems:Services interface |
| 4 | ITU-T H.812.1(11/2017) | Interoperability design guidelines for personal connected health systems:Services interface:Observation Upload capability |
| 5 | ITU- T H.812.2(11/2017) | Interoperability design guidelines for personal connected health systems:Services interface:Questionnaire capability |
| 6 | ITU-T H.812.3(11/2017) | Interoperability design guidelines for personal connected health systems:Services interface:Capability Exchange capability |
| 7 | ITU-T H.812.4(11/2017) | Interoperability design guidelines for personal connected health systems:Services interface:Authenticated Persistent Session capability |
| 8 | ITU-T H.813(11/2019) | Interoperability design guidelines for personal connected health systems:Healthcare Information System interface |

| 序号 | 标准编号 | 标准名称 |
|---|---|---|
| 9 | ITU-T H.820(08/2018) | Conformance of ITU-T H.810 personal health system：Conformity assessment test plan |
| 10 | ITU-T H.821(04/2017) | Conformance of ITU-T H.810 personal health system：Healthcare information system interface |
| 11 | ITU-T H.830.1(04/2017) | Conformance of ITU-T H.810 personal health system：Services interface Part 1：Web services interoperability：Health & Fitness Service sender |
| 12 | ITU-T H.830.2(04/2017) | Conformance of ITU-T H.810 personal health system：Services interface Part 2：Web services interoperability：Health & Fitness Service receiver |
| 13 | ITU-T H.830.3(04/2017) | Conformance of ITU-T H.810 personal health system：Services interface Part 3：SOAP/ATNA：Health & Fitness Service sender |
| 14 | ITU-T H.830.4(04/2017) | Conformance of ITU-T H.810 personal health system：Services interface Part 4：SOAP/ATNA：Health & Fitness Service receiver |
| 15 | ITU-T H.830.5(04/2017) | Conformance of ITU-T H.810 personal health system：Services interface Part 5：PCD-01 HL7 Messages：Health & Fitness Service sender |
| 16 | ITU-T H.830.6(04/2017) | Conformance of ITU-T H.810 personal health system：Services interface Part 6：PCD-01 HL7 Messages：Health & Fitness Service receiver |
| 17 | ITU-T H.830.7(04/2017) | Conformance of ITU-T H.810 personal health system：Services interface Part 7：Consent Management：Health & Fitness Service sender |
| 18 | ITU-T H.830.8(04/2017) | Conformance of ITU-T H.810 personal health system：Services interface Part 8：Consent Management：Health & Fitness Service receiver |
| 19 | ITU-T H.830.9(04/2017) | Conformance of ITU-T H.810 personal health system：Services interface Part 9：hData Observation Upload：Health & Fitness Service sender |
| 20 | ITU-T H.830.10(04/2017) | Conformance of ITU-T H.810 personal health system：Services interface Part 10：hData Observation Upload：Health & Fitness Service receiver |
| 21 | ITU-T H.830.11(04/2017) | Conformance of ITU-T H.810 personal health system：Services interface Part 11：Questionnaires：Health& Fitness Service sender |

续表

| 序号 | 标准编号 | 标准名称 |
|------|---------|---------|
| 22 | ITU-T H.830.12(04/2017) | Conformance of ITU-T H.810 personal health system: Services interface Part 12: Questionnaires: Health & Fitness Service receiver |
| 23 | ITU-T H.830.13(08/2018) | Conformance of ITU-T H.810 personal health system: Services interface Part 13: Capability Exchange: Health & Fitness Service sender |
| 24 | ITU-T H.830.14(08/2018) | Conformance of ITU-T H.810 personal health system: Services interface Part 14: Capability Exchange: Health & Fitness Service receiver |
| 25 | ITU-T H.830.15(11/2019) | Conformance of ITU-T H.810 personal health system: Services interface Part 15: FHIR Observation Upload: Health & Fitness Service sender |
| 26 | ITU-T H.830.16(10/2019) | Conformance of ITU-T H.810 personal health system: Services interface Part 16: FHIR Observation Upload: Health & Fitness Service receiver |
| 27 | ITU-T H.830.17(06/2021) | Conformance of ITU-T H.810 personal health system: Services interface Part 17: Personal Health Device Observation Upload(POU) |
| 28 | ITU-T H.830.18(06/2021) | Conformance of ITU-T H.810 personal health system: Services interface Part 18: Personal Health Device Observation Upload(POU) |
| 29 | ITU-T H.840(04/2017) | Conformance of ITU-T H.810 personal health system: Personal Health Devices interface: USB host |
| 30 | ITU-T H.841(08/2020) | Conformance of ITU-T H.810 personal health system: Personal Health Devices interface Part 1: Optimized Exchange Protocol: Personal Health Device |
| 31 | ITU-T H.842(11/2019) | Conformance of ITU-T H.810 personal health system: Personal Health Devices interface Part 2: Optimized Exchange Protocol: Personal Health Gateway |
| 32 | ITU-T H.843(08/2018) | Conformance of ITU-T H.810 personal health system: Personal Health Devices interface Part 3: Continua Design Guidelines: Personal Health Device |
| 33 | ITU-T H.844(11/2019) | Conformance of ITU-T H.810 personal health system: Personal Health Devices interface Part 4: Continua Design Guidelines: Personal Health Gateway |
| 34 | ITU-T H.845.1(04/2017) | Conformance of ITU-T H.810 personal health system: Personal Health Devices interface Part 5A: Weighing scales |

| 序号 | 标准编号 | 标准名称 |
|---|---|---|
| 35 | ITU-T H.845.2(08/2018) | Conformance of ITU-T H. 810 personal health system：Personal Health Devices interface Part 5B：Glucose meter |
| 36 | ITU-T H.845.3(04/2017) | Conformance of ITU-T H. 810 personal health system：Personal Health Devices interface Part 5C：Pulse oximeter |
| 37 | ITU-T H.845.4(04/2017) | Conformance of ITU-T H. 810 personal health system：Personal Health Devices interface Part 5D：Blood pressure monitor |
| 38 | ITU-T H.845.5(04/2017) | Conformance of ITU-T H. 810 personal health system：Personal Health Devices interface Part 5E：Thermometer |
| 39 | ITU-T H.845.6(04/2017) | Conformance of ITU-T H. 810 personal health system：Personal Health Devices interface Part 5F：Cardiovascular fitness and activity monitor |
| 40 | ITU-T H.845.7(04/2017) | Conformance of ITU-T H. 810 personal health system：Personal Health Devices interface Part 5G：Strength fitness equipment |
| 41 | ITU-T H.845.8(04/2017) | Conformance of ITU-T H. 810 personal health system：Personal Health Devices interface Part 5H：Independent living activity hub |
| 42 | ITU-T H.845.9(04/2017) | Conformance of ITU-T H. 810 personal health system：Personal Health Devices interface Part 5I：Adherence monitor |
| 43 | ITU-T H.845.10(04/2017) | Conformance of ITU-T H. 810 personal health system：Personal Health Devices interface Part 5J：Insulin pump |
| 44 | ITU-T H.845.11(04/2017) | Conformance of ITU-T H. 810 personal health system：Personal Health Devices interface Part 5K：Peak expiratory flow monitor |
| 45 | ITU-T H.845.12(04/2017) | Conformance of ITU-T H. 810 personal health system：Personal Health Devices interface Part 5L：Body composition analyser |
| 46 | ITU-T H.845.13(04/2017) | Conformance of ITU-T H. 810 personal health system：Personal Health Devices interface Part 5M：Basic electrocardiograph |
| 47 | ITU-T H.845.14(04/2017) | Conformance of ITU-T H. 810 personal health system：Personal Health Devices interface Part 5N：International normalized ratio |
| 48 | ITU-T H.845.15(04/2017) | Conformance of ITU-T H. 810 personal health system：Personal Health Devices interface Part 5O：Sleep apnoea breathing therapy equipment |
| 49 | ITU-T H.845.16(04/2017) | Conformance of ITU-T H. 810 personal health system：Personal Health Devices interface Part 5P：Continuous glucose monitor |

续表

| 序号 | 标准编号 | 标准名称 |
|---|---|---|
| 50 | ITU-T H.845.17(11/2019) | Conformance of ITU-T H.810 personal health system：Personal Health Devices interface Part 5Q：Power status monitor |
| 51 | ITU-T H.846(11/2019) | Conformance of ITU-T H.810 personal health system：Personal Health Devices interface Part 6：Personal Health Gateway |
| 52 | ITU-T H.847(04/2017) | Conformance of ITU-T H.810 personal health system：Personal Health Devices interface Part 7：Continua Design Guidelines for Bluetooth Low Energy：Personal Health Devices |
| 53 | ITU-T H.848(04/2017) | Conformance of ITU-T H.810 personal health system：Personal Health Devices interface Part 8：Continua Design Guidelines for Bluetooth Low Energy：Personal Health Gateway |
| 54 | ITU-T H.849(10/2019) | Conformance of ITU-T H.810 personal health system：Personal Health Devices interface Part 9：Transcoding for Bluetooth Low Energy：Personal Health Devices |
| 55 | ITU-T H.850(11/2019) | Conformance of ITU-T H.810 personal health system：Personal Health Devices interface Part 10：Transcoding for Bluetooth Low Energy：Personal Health Gateway-General requirements |
| 56 | ITU-T H.850.1(08/2020) | Conformance of ITU-T H.810 personal health system：Personal Health Devices interface Part 10A：Transcoding for Bluetooth Low Energy：Personal Health Gateway-Thermometer |
| 57 | ITU-T H.850.2(08/2020) | Conformance of ITU-T H.810 personal health system：Personal Health Devices interface Part 10B：Transcoding for Bluetooth Low Energy：Personal Health Gateway-Blood pressure |
| 58 | ITU-T H.850.3(08/2020) | Conformance of ITU-T H.810 personal health system：Personal Health Devices interface Part 10C：Transcoding for Bluetooth Low Energy：Personal Health Gateway-Heart-rate |
| 59 | ITU-T H.850.4(08/2020) | Conformance of ITU-T H.810 personal health system：Personal Health Devices interface Part 10D：Transcoding for Bluetooth Low Energy：Personal Health Gateway-Glucose meter |
| 60 | ITU-T H.850.5(08/2020) | Conformance of ITU-T H.810 personal health system：Personal Health Devices interface Part 10E：Transcoding for Bluetooth Low Energy：Personal Health Gateway-Weighing scales |

| 序号 | 标准编号 | 标准名称 |
|---|---|---|
| 61 | ITU-T H.850.6(08/2020) | Conformance of ITU-T H.810 personal health system: Personal Health Devices interface Part 10F: Transcoding for Bluetooth Low Energy: Personal Health Gateway-Pluse oximeter |
| 62 | ITU-T H.850.7(08/2020) | Conformance of ITU-T H.810 personal health system: Personal Health Devices interface Part 10G: Transcoding for Bluetooth Low Energy: Personal Health Gateway-Continuous glucose monitoring |

2.其他领域

ITU-T 发布的其他相关标准涉及远程医疗、健康监测、多媒体服务、下一代网络等方面。

(1)远程医疗:可以采取多种形式,最常见的是远程诊断和医师与患者之间的通信。除了网站上的在线聊天功能外,还可以通过移动应用程序进行远程医疗咨询。过去的咨询内容往往限于文本和图片的形式,随着通信和软件技术的发展将出现越来越多的视频通信。考虑到家庭环境,这将是一种新型的视频服务,需要使用专门的软件。在咨询过程中,医师可以从包含患者医疗文件的远程数据库中提取所需信息,例如,从几个诊断检测中心检索 X 线片、超声波扫描图像、心电图或类似的医学图像,或者从参考库中提取技术信息、医学成像指导或其他辅助材料。这些材料可以是文本、音频、图形或图像,也可以以多媒体格式存储。同时,远程医疗和咨询服务还可能涉及多个地点的医疗专家之间的交互式多媒体通信,这种交流通常由需要讨论特定患者并与其他相关专家交流的医师发起。另外,5G 等无线技术的发展,可以实现对医疗机器人进行远程操控以开展跨地域的远程手术,当然,这需要医院相关设备的配合,因此不适合家庭环境[1]。ITU-T 制定的远程医疗方面的有关标准包括但不限于如下内容。

电子健康和全球远程医疗-通用电信协议[ITU-T X.1080.1(05/2018) e-health and world-wide telemedicines-generic telecommunication protocol],通过提供远程生物识别通信方面的总体模型,定义了 ITU-T 1080.x 系列建议其他部分的框架。该建议界定了各类对象的标识符以实现对象形式的规范化,用于

[1] https://handle.itu.int/11.1002/1000/14634.

在数据传输期间唯一地标识信息片段,同时指定了一种通用协议以支持患者本地医疗站和远程医疗中心之间的交互,可供 ITU-T X.1080.x 系列建议的其他部分使用和扩展[1]。

生物到机器(B2M)协议[ITU-T X.1080.2(10/2021)biology-to-machine(B2M)protocol]定义了从患者设施到远程医疗中心专家设施的生物特征信息交换的规范。患者设施是位于患者位置的一个系统,使用不同类型的传感器来收集关于患者的信息,患者设施可以在患者家中,也可以在当地医疗中心。它还允许医疗专家设施控制患者设施中的传感器和其他设备,并为患者设施中的监控会话建立环境。它定义了一个通用的开放式信息模型,允许传输任何类型的医疗和非医疗信息。该建议是计算设备和生物系统之间的生物信号通信协议,考虑了计算设备和生物系统之间的各种交互场景。生物特征交互过程使用 ITU-T X.1081 标准定义的远程生物特征多模态模型进行描述,该模型是一个结合了科学、传感器和度量层的 3 层模型。该协议适用于所有物联网生物特征计量应用,如航空航天、医疗、汽车、工业和消费市场等。对于临床医学试验,该协议增加了一个含有交互描述的多功能开放式信息模型,有助于确保测量过程的准确性[2]。

此外,还有涵盖数据安全和高清视频等方面的标准,具体主题包括电子健康和远程医疗中远程生物特征数据保护的综合框架(ITU-T X.1092)、远程生物特征数据保护的访问控制(ITU-T X.1080.0)、可扩展的访问控制标记语言(XACML 2.0)(ITU-T X.1142)、具有高保证级别要求的服务的欺诈检测和响应技术能力(ITU-T X.1157)、使用超高清成像的远程医疗系统框架(ITU-T F.780.1)、支持 G.hn 上的超高清视频服务(ITU-T G.9976)和超 IMT-2000 系统网络方面的服务和网络能力框架(ITU-T Q.1703)等,汇总如表 3-3 所示。

表 3-3 截至 2022 年 9 月 ITU 制定的远程医疗部分相关标准

| 序号 | 标准编号 | 标准名称 |
| --- | --- | --- |
| 1 | ITU-T X.1080.1(05/2018) | e-Health and world-wide telemedicines-Generic telecommunication protocol |
| 2 | ITU-T X.1080.2(10/2021) | Biology-to-machine(B2M)protocol |

---

[1] https://www.itu.int/ITU-T/recommendations/rec.aspx? rec＝13604&lang＝en.

[2] https://www.itu.int/ITU-T/recommendations/rec.aspx? rec＝14795&lang＝en.

| 序号 | 标准编号 | 标准名称 |
|---|---|---|
| 3 | ITU-T X.1092(06/2013) | Integrated framework for telebiometric data protection in e-health and telemedicine |
| 4 | ITU-T F.780.1(V2)(03/2022) | Framework for telemedicine systems using ultra-high definition imaging |
| 5 | ITU-T X.1080.0(03/2017) | Access control for telebiometrics data protection |
| 6 | ITU-T X.1142(06/2006) | eXtensible Access Control Markup Language(XACML 2.0) |
| 7 | ITU-T X.1157(09/2015) | Technical capabilities of fraud detection and response for services with high assurance level requirements |
| 8 | ITU-T G.9976(12/2021) | Supporting ultra-high-definition video service over G.hn |
| 9 | ITU-T Q.1703(05/2004) | Service and network capabilities framework of network aspects for systems beyond IMT-2000 |

（2）健康监测：该方面有 4 个标准。其中，ITU-T Y.4110/Y.2065(03/2014)电子健康监测服务的服务和能力要求标准（service and capability requirements for e-health monitoring services）介绍了保健服务、康复服务和治疗服务 3 类电子健康监测服务的共同特点和特定特征，描述了支持电子健康监测服务的要求，并根据确定的服务要求制定了能力要求。

ITU-T Y.4408/Y.2075(09/2015)电子健康监测服务的能力框架（capability framework for e-health monitoring services）规定了支持电子健康监测服务需求（ITU-T Y.2065 建议）的能力框架。为了便于识别支持电子健康监测服务的能力，提供了一个包含终端、端点、网关、物联网平台、应用服务器 5 个组件及这些组件之间关系的概念框架。基于概念框架和 ITU-T Y.2065 建议中规定的要求，提供了电子健康监测能力框架。

此外，现有的睡眠监测和睡眠状态检查服务解决方案可以使用多种传感器和技术，这也促进了睡眠管理服务数量的扩张，但由于不同服务设备的睡眠可视化方法不同，很难将它们集成到一个服务中。为了应对这些挑战，ITU 提出了通过在集成过程中表达各种类型的睡眠数据来确保互操作性的方法。建议 ITU-T H.862.0（11/2019）睡眠管理服务模型的要求和框架（requirements and framework for ICT sleep management service models）规定了睡眠监测和睡眠状态检查服务的服务模型和要求,以确保睡眠管理服务的互操作性,并介绍了睡眠安全服务和睡眠质量改进服务。

(3)多媒体服务:该方面相关标准有 9 个,如表 3-4 所示。

其中,建议 ITU-T H.862.3 描述了人类护理服务语音管理接口的要求,提出了一种通过语音识别接口在护理服务中多种场景应用语音识别技术的服务模型。近 20 年来,语音识别技术取得显著进步,开始从实验室走向市场,语音识别系统的应用显著改进了传统基于键盘的交互方式。当前,业界正在开发各种基于语音的服务,让护理机器人照顾患者,并能够根据与患者的对话识别问题,比如开发基于语音的痴呆早期诊断技术;此外,还可以通过检查和改善客户的健康状况来管理客户的健康,提高生活质量。该建议侧重于语音用户界面的用户和服务分类。

ITU-T H.861.0 多媒体脑信息通信平台要求描述了一个概念生态系统,旨在根据通信平台要求和定义交换大脑数据,适用于利用大脑数据来监测和维护大脑健康状态的场景。它从电子健康背景下的脑数据交换出发,概述了多媒体脑信息平台的功能框架模型,根据该模型开发一套通信平台,可使专家和非专家都能利用大脑数据来监测和维护大脑的健康状态。

其他还有 ITU-T H.860 多媒体电子健康数据交换服务:数据模式和支持服务;ITU-T F.700 多媒体服务框架建议;ITU-T F.701 识别多媒体服务需求的指南建议;ITU-T T.701.21 音频描述指南;ITU-T T.171(10/1996)|ISO/IEC 13522-1 交互式视听服务协议:多媒体和超媒体对象的编码表示;ITU-T X.6 多播服务定义;ITU-T H.351 多媒体终端和系统目录的语义 web 接口等。

表 3-4　多媒体服务相关标准

| 序号 | 标准编号 | 标准名称 |
| --- | --- | --- |
| 1 | ITU-T H.860(04/2014) | Multimedia e-health data exchange services:Data schema and supporting services |
| 2 | ITU-T F.700(11/2000) | Framework Recommendation for multimedia services |
| 3 | ITU-T F.701(11/2000) | Guideline Recommendation for identifying multimedia service requirements |
| 4 | ITU-T T.701.21(03/2022) | Guidance on audio description |
| 5 | ITU-T T.171(10/1996)\| ISO/IEC 13522-1 | Protocols for interactive audiovisual services:Coded representation of multimedia and hypermedia objects |

| 序号 | 标准编号 | 标准名称 |
|---|---|---|
| 6 | ITU-T X.6(08/1997) | Multicast service definition |
| 7 | ITU-T H.862.3(08/2020) | Requirements of voice management interface for human-care services |
| 8 | ITU-T H.861.0(12/2017) | Requirements on communication platform for multimedia brain information |
| 9 | ITU-T H.351(06/2008) | Semantic web interface for multimedia terminal and system directories(SWIM-D) |

　　有关健康产品材质、电磁特性、生命周期，以及对人和环境的安全问题的标准有 5 个(表 3-5)，包括 ITU-T L.1410(12/2014)信息和通信技术产品、网络和服务的环境生命周期评估方法，ITU-T L.1016(02/2022)真无线立体声耳机的环境健康和安全性能评估方法，ITU-T K.91(01/2022)人体射频电磁场暴露评估、评价和监测指南，ITU-T K.79(03/2015)2.4 GHz ISM 波段辐射环境的电磁特性，ITU-T K.133(01/2018)2.4 GHz 和 13.56 MHz 工业、科学和医疗频段的穿戴式设备的电磁环境等。

　　(4)下一代网络：如物联网，与数字健康相关的领域有传感器、可穿戴设备、应急救治等，相关的标准(表 3-5)有 ITU-T Y.4117(10/2017)物联网支持可穿戴设备和相关服务的要求和能力；ITU-T Y.4908(12/2020)物联网中电子健康系统的绩效评估框架；ITU-T Y.2205(05/2011)下一代网络-应急通信-技术考虑；ITU-T Y.4119(03/2018)基于物联网的汽车应急响应系统的需求和能力框架；ITU-T Y.4105/Y.2221(01/2010)支持无所不在传感器网络(ubiquitous sensor network,USN)的要求，USN 服务提供商或下一代网络(next generation network,NGN)提供商应支持身份验证和自动认证；ITU-T Y.4109/Y.2061(06/2012)下一代网络环境中支持面向机器的通信应用的要求；ITU-T Y.4204(02/2019)物联网应用程序和服务的可访问性要求；ITU-T Y.4457(06/2018)基于物联网参考模型的运输安全管理模型和运输安全服务的架构框架；ITU-T X.676(11/2018)基于对象标识符的物联网组合服务解析框架；ITU-T Q.3745(04/2020)软件定义网络(software defined network,SDN)上时间限制型物联网应用的协议等。ITU-T Q.3745(04/2020)是使用软件定义网络(software defined network,SDN)管理物联网应用程序的协议,用于物联网服务器和管理应用程序之间的互连,以满足基于 SDN 和 NFV(network function virtualization,NFV)的网络中物联网应用服务器的网络性能需求。

(5)其他:公共保健基础设施是城市不可或缺的重要组成部分,因此智慧城市相关的标准也会涉及医院和医疗服务的内容。相关标准(表 3-5)有 ITU-T Y. 4461(01/2020)智慧城市开放数据框架;ITU-T Y.4216(08/2022)城市基础设施的传感和数据采集系统要求;ITU-T Y.4904(12/2019)智慧可持续城市成熟度模型;ITU-T Y.4903(03/2022)智慧可持续城市的关键绩效指标,用于评估可持续发展目标的实现情况等。

此外,在医院层面还涉及一些网络连接、网络基础设施建设等方面的标准(表 3-5),如 ITU-T Q.824.0(10/1995)电信管理网与电信网各部分相连的标准接口——Q3 接口的第 2 阶段和第 3 阶段描述 - 客户管理:通用信息;ITU-T J. 1600(10/2019)高级有线网络平台-框架;ITU-T Q.5001(10/2018)智能边缘计算的信令需求和体系结构;ITU-T L.152/L.38(09/1999)描述了非开挖方式安装地下电信网络基础设施的主要技术。

**表 3-5　ITU 发布的与数字健康相关的其他一些标准**

| 序号 | 标准编号 | 标准名称 |
| --- | --- | --- |
| 1 | ITU-T L.1410(12/2014) | Methodology for environmental life cycle assessments of information and communication technology goods,networks and services |
| 2 | ITU-T L.1016(02/2022) | Method for evaluation of the environmental health and safety performance of true wireless stereo headphones |
| 3 | ITU-T K.91(01/2022) | Guidance for assessment, evaluation and monitoring of human eposure to radio frequency electromagnetic fields |
| 4 | ITU-T K.79(03/2015) | Electromagnetic characterization of the radiated environment in the 2.4 GHz ISM band |
| 5 | ITU-T K.133(01/2018) | Electromagnetic environment of body-worn equipment in the 2.4 GHz and 13.56 MHz industrial,scientific and medical band |
| 6 | ITU-T Y.4117(10/2017) | Requirements and capabilities of the Internet of things for support of wearable devices and related services |
| 7 | ITU-T Y.4908(12/2020) | Performance evaluation frameworks of e-health systems in the Internet of things |

| 序号 | 标准编号 | 标准名称 |
|---|---|---|
| 8 | ITU-T Y.2205(05/2011) | Next Generation Networks-Emergency telecommunications-Technical considerations |
| 9 | ITU-T Y.4119(03/2018) | Requirements and capability framework forIoT-based automotive e-mergency response system |
| 10 | ITU-T Y.4105/Y.2221(01/2010) | Requirements for support of ubiquitous sensor network(USN) applications and services in the NGN environment |
| 11 | ITU-T Y.4109/Y.2061(06/2012) | Requirements for the support of machine-oriented communication applications in the next generation network environment |
| 12 | ITU-T Y.4204(02/2019) | Accessibility requirements for the Internet of things applications and services |
| 13 | ITU-T Y.4457(06/2018) | Architectural framework for transportation safety services |
| 14 | ITU-T X.676(11/2018) | Object identifier-based resolution framework for IoT grouped services |
| 15 | ITU-T Q.3745(04/2020) | Protocol for time constraint Internet of things-based applications over software-defined networking |
| 16 | ITU-T Y.4461(01/2020) | Framework of open data in smart cities |
| 17 | ITU-T Y.4216(08/2022) | Requirements of sensing and data collection system for city infrastructure |
| 18 | ITU-T Y.4904(12/2019) | Smart sustainable cities maturity model |
| 19 | ITU-T Y.4903(03/2022) | Key performance indicators for smart sustainable cities to assess the achievement of sustainable development goals |
| 20 | ITU-T Q.824.0(10/1995) | Stage 2 and stage 3 description for the Q3 interface—Customer administration;Common information |
| 21 | ITU-T J.1600(10/2019) | Premium cable network platform-Framework |
| 22 | ITU-T Q.5001(10/2018) | Signalling requirements and architecture of intelligent edge computing |
| 23 | ITU-T L.152/L.38(09/1999) | Use of trenchless techniques for the construction of underground infrastructures for telecommunication cable installation |

# 第二节　国 家 标 准

国家标准包括强制性国家标准和推荐性国家标准。

## 一、强制性国家标准

《中华人民共和国标准化法》第十条明确规定："对保障人身健康和生命财产安全、国家安全、生态环境安全,以及满足经济社会管理基本需要的技术要求,应当制定强制性国家标准。"强制性国家标准用 GB 表示,指国家强制性标准,必须执行,不符合强制性标准的要求,禁止生产、销售和使用。与数字健康有关的强制性国家标准包括但不限于如下内容。

GB 18030-2005《信息技术 中文编码字符集》规定了信息技术用的中文图形字符及其二进制编码的十六进制表示,适用于图形字符信息的处理、交换、存储、传输、显现、输入和输出。

GB 3100-1993《国际单位制及其应用》由国家技术监督局 1993 年发布。本标准等效采用国际标准 ISO 1000:1992《SI 单位及其倍数单位和一些其他单位的应用推荐》,参照采用国际计量局《国际单位制(SI)》(1991 年第 6 版),是目前已制定的有关量和单位的一系列国家标准之一。

GB 11643-1999《公民身份号码》规定了公民身份号码的编码对象、号码的结构和表示形式,使每个编码对象获得一个唯一的、不变的法定号码。

GB 4943-2011《信息技术设备的安全》针对信息技术设备(包括办公、数据和文本处理设备等)进行设计、生产和使用过程中可能出现的不安全因素,系统全面地提出了安全要求和避免各种危险所采取的必要措施,同时还提出了设计要求及检测方法。该系列标准包含 4 个部分,其中第一部分通用要求即将被《音视频、信息技术和通信技术设备 第 1 部分:安全要求》代替,其余 3 个部分分别针对远程馈电、室外安装设备和大型数据存储设备。

GB 9254-1998《信息技术设备的无线电干扰极限值和测量方法》规定了信息技术设备的定义和分级、适用的频率范围、电信端口的传导共模骚扰限制和测量方法、电信端口的信号参量、限制的意义和用于合格评定的统计方法等等,于2008 年被《GB/T 9254-2008 信息技术设备的无线电骚扰限值和测量方法》全部代替,成为推荐性标准,而后于 2021 年依据 IEC 国际标准 CISPR 32:2015《Electromagnetic compatibility of multimedia equipment－Emission requirements》又被进一步修订为 GB/T 9254.1-2021《信息技术设备、多媒体设备和接收机 电磁兼容 第 1 部分:发射要求》和 GB/T 9254.2-2021《信息技术设备、多媒体设备和接收机 电磁兼容 第 2 部分:抗扰度要求》。

## 二、推荐性国家标准

《中华人民共和国标准化法》第十一条明确:"对满足基础通用、与强制性国家标准配套、对各有关行业起引领作用等需要的技术要求,可以制定推荐性国家标准[1]。"推荐性国家标准用 GB/T 表示,指生产、交换、使用等方面,通过经济手段或市场调节而自愿采用的国家标准。但推荐性国标一经接受并采用或各方商定同意纳入经济合同中,就成为各方必须共同遵守的技术依据,具有法律上的约束性。与数字健康有关的推荐性国家标准涉及以下几个领域和方面。

### (一)健康信息学领域

健康信息学是一门研究如何利用信息技术来满足用户的健康需求、解决相关健康问题和支撑医学决策的新兴交叉学科,这可以看成是基于大数据、人工智能等技术的数字健康的前期基础性工作。这一领域的标准如表 3-6 所示,可以进一步细分为以下几类。

1.概念框架定义类

概念框架定义类标准包括《健康信息学 电子健康记录 定义、范围与语境》《健康信息学 健康指标概念框架》《健康信息学 电子健康记录体系架构需求》《健康信息学 健康信息学特征描述框架》《健康信息学 HL7 V3 参考信息模型》等。

2.健康体检和健康卡类

健康体检和健康卡类标准包括《健康信息学 健康体检基本内容与格式规范》《健康信息学 健康卡通用特性》《健康信息学 健康卡发布方标识符的编码系统和注册程序》《健康信息学 患者健康卡数据》系列标准等。其中,《健康信息学 患者健康卡数据》系列标准包括总体结构、通用对象、有限临床数据、扩展临床数据、标识数据、管理数据、用药数据和链接 8 个部分。

---

[1]《中华人民共和国标准化法》。

### 3.术语和标识类

术语和标识类标准包括《健康信息学 健康受控词表 结构和高层指标》《健康信息学 护理参考术语模型集成》《健康信息学 中医药学语言系统语义网络框架》《健康信息学 中医药数据集分类》《健康信息学 基因组序列变异置标语言（GS-VML）》《健康信息学 国家及其行政区划标识符应用指南》等。

### 4.通信与安全类

通信与安全类标准包括《健康信息学 推动个人健康信息跨国流动的数据保护指南》《健康信息学 安全、通信以及专业人员与患者标识的目录服务》《健康信息学 消息与通信 DICOM 持久对象的网络访问》《健康信息学 公钥基础设施（PKI）》系列标准，以及《健康信息学 消息传输与通信标准中的互操作性与兼容性 关键特性》。其中，公钥基础设施标准包括数字证书服务综述、证书轮廓、认证机构的策略管理 3 个部分。

表 3-6　健康信息学相关推荐性国家标准汇总

| 序号 | 标准编号 | 标准名称 | 公布日期 |
|---|---|---|---|
| 1 | GB/Z 24464-2009 | 健康信息学 电子健康记录 定义、范围与语境 | 2009/10/15 |
| 2 | GB/T 24465-2009 | 健康信息学 健康指标概念框架 | 2009/10/15 |
| 3 | GB/T 24466-2009 | 健康信息学 电子健康记录体系架构需求 | 2009/10/15 |
| 4 | GB/T 39087-2020 | 健康信息学 健康信息学特征描述框架 | 2020/9/29 |
| 5 | GB/T 30107-2013 | 健康信息学 HL7 V3 参考信息模型 | 2013/12/17 |
| 6 | GB/T 40423-2021 | 健康信息学 健康体检基本内容与格式规范 | 2021/10/11 |
| 7 | GB/T 38999-2020 | 健康信息学 健康卡 通用特性 | 2020/9/29 |
| 8 | GB/T 39580-2020 | 健康信息学 健康卡 发布方标识符的编码系统和注册程序 | 2020/12/14 |
| 9 | GB/T 21715.1-2008 | 健康信息学 患者健康卡数据 第 1 部分:总体结构 | 2008/4/11 |
| 10 | GB/T 21715.2-2008 | 健康信息学 患者健康卡数据 第 2 部分:通用对象 | 2008/4/11 |
| 11 | GB/T 21715.3-2008 | 健康信息学 患者健康卡数据 第 3 部分:有限临床数据 | 2008/4/11 |
| 12 | GB/T 21715.4-2011 | 健康信息学 患者健康卡数据 第 4 部分:扩展临床数据 | 2011/7/29 |
| 13 | GB/T 21715.5-2021 | 健康信息学 患者健康卡数据 第 5 部分:标识数据 | 2021/3/9 |
| 14 | GB/T 21715.6-2020 | 健康信息学 患者健康卡数据 第 6 部分:管理数据 | 2020/6/2 |
| 15 | GB/T 21715.7-2010 | 健康信息学 患者健康卡数据 第 7 部分:用药数据 | 2010/12/1 |
| 16 | GB/T 21715.8-2020 | 健康信息学 患者健康卡数据 第 8 部分:链接 | 2020/6/2 |
| 17 | GB/T 25514-2010 | 健康信息学 健康受控词表结构和高层指标 | 2010/12/1 |

续表

| 序号 | 标准编号 | 标准名称 | 公布日期 |
|------|----------|----------|----------|
| 18 | GB/T 25515-2010 | 健康信息学 护理参考术语模型集成 | 2010/12/1 |
| 19 | GB/T 38324-2019 | 健康信息学 中医药学语言系统语义网络框架 | 2019/12/10 |
| 20 | GB/T 38327-2019 | 健康信息学 中医药数据集分类 | 2019/12/10 |
| 21 | GB/T 40419-2021 | 健康信息学 基因组序列变异置标语言(GSVML) | 2021/10/11 |
| 22 | GB/Z 26338-2010 | 健康信息学 国家及其行政区划标识符应用指南 | 2011/1/14 |
| 23 | GB/T 25512-2010 | 健康信息学 推动个人健康信息跨国流动的数据保护指南 | 2010/12/1 |
| 24 | GB/T 25513-2010 | 健康信息学 安全、通信以及专业人员与患者标识的目录服务 | 2010/12/1 |
| 25 | GB/T 40421-2021 | 健康信息学 消息与通信 DICOM 持久对象的网络访问 | 2021/10/11 |
| 26 | GB/Z 21716.1-2008 | 健康信息学 公钥基础设施(PKI)第 1 部分:数字证书服务综述 | 2008/4/11 |
| 27 | GB/Z 21716.2-2008 | 健康信息学 公钥基础设施(PKI)第 2 部分:证书轮廓 | 2008/4/11 |
| 28 | GB/Z 21716.3 2008 | 健康信息学 公钥基础设施(PKI)第 3 部分:认证机构的策略管理 | 2008/4/11 |
| 29 | GB/Z 28623-2012 | 健康信息学 消息传输与通信标准中的互操作性与兼容性 关键特性 | 2012/7/31 |

### (二)信息技术领域

#### 1.基础的信息编码类

基础的信息编码类标准如信息处理和信息交换用 7 位编码字符集、8 位编码字符集、图形字符集、中文编码字符集、汉字编码字符集,以及 ASN.1 编码规则系列标准、元数据注册系统系列标准等,如表 3-7 中 1~18 条。GB/T 2312-1980《信息交换用汉字编码字符集 基本集》由国家标准化委员会(原中国国家标准总局)于 1980 年发布。此标准适用于汉字处理、汉字通信等系统之间的信息交换。中国大陆几乎所有的中文系统和国际化的软件都支持 GB/T 2312-1980。

#### 2.术语语法类

术语语法类标准包括大数据术语、信息技术软件工程术语、抽象语法记法系列标准和信息技术词汇系列标准等。其中,语法记法系列标准包含 4 个部分,信息技术词汇包含 33 个部分,如表 3-7 中 19~57 条。

3.系统互连

系统互连如开放系统互连目录系列标准、开放系统互连基本参考模型系列标准,针对对象标识符(object identifier,OID)的国家编号体系和操作规程、标识符解析系统,以及用于对象标识符解析系统运营机构的规程等方面的标准和开放系统互连(open system interconnection,OSI)登记机构的操作规程系列标准等,如表3-7中58～77条。

4.远程操作

远程操作方面的相关标准有信息技术系统间远程通信和信息交换双扭线多点互连、基于SDN的网络联合调度、社区节能控制网络协议、OSI路由选择框架、局域网和城域网特定要求等方面的标准,以及信息技术远程操作系列标准,其中《信息技术 远程操作》包括"概念、模型和记法""OSI实现远程操作服务元素(ROSE)服务定义"和"OSI实现远程操作服务元素(ROSE)协议规范"3个部分,如表3-7中78～95条。

5.其他标准

其他还包括语音交互、身份识别、终端应用等方面的标准,如表3-7中96～121条。

(1)语音交互方面的标准如《信息技术 智能语音交互系统》和《信息技术 先进音视频编码》等,前者包括通用规范、智能家居、智能客服、移动终端、车载终端5个部分,后者包括系统、视频、移动语音和音频、符合性测试等9个部分。

(2)身份识别方面的标准如《信息技术 移动设备生物特征识别》和《信息技术 智能设备操作系统身份识别服务接口》等,前者包括通用要求、指纹、人脸、虹膜等4个部分。

(3)终端应用方面标准有《信息技术 智能移动终端应用软件(APP)技术要求》。

(4)另外,移动支付是数字健康付费场景中必不可少的操作,因此也需要参照现有移动支付方面的标准,如《信息技术 基于射频的移动支付》和《信息安全技术 用于电子支付的基于近距离无线通信的移动终端安全技术要求》等,前者包括射频接口、卡技术要求、设备技术要求、卡应用管理和安全、射频接口测试方法5个部分。

**表 3-7 信息技术领域相关标准**

| 序号 | 标准编号 | 标准名称 | 公布日期 |
|---|---|---|---|
| 1 | GB/T 15273.1-1994 | 信息处理 八位单字节编码图形字符集 第一部分:拉丁字母—[1] | 1994/12/7 |
| 2 | GB/T 5261-1994 | 信息处理 七位和八位编码字符集用的控制功能 | 1994/12/7 |
| 3 | GB/T 11383-1989 | 信息处理 信息交换用八位代码结构和编码规则 | 1989/6/12 |
| 4 | GB/T 13000-2010 | 信息技术 通用多八位编码字符集(UCS) | 2011/1/10 |
| 5 | GB/T 7027-2002 | 信息分类和编码的基本原则与方法 | 2002/7/18 |
| 6 | GB/T 1988-1998 | 信息技术 信息交换用七位编码字符集 | 1998/11/5 |
| 7 | GB 18030-2005 | 信息技术 中文编码字符集 | 2005/11/8 |
| 8 | GB/T 2311-2000 | 信息技术 字符代码结构与扩充技术 | 2000/7/14 |
| 9 | GB/T 5007.1-2010 | 信息技术 汉字编码字符集(基本集)24 点阵字型 | 2011/1/10 |
| 10 | GB/T 5007.2-2008 | 信息技术 汉字编码字符集(辅助集)24 点阵字型 宋体 | 2008/8/6 |
| 11 | GB/T 12345-1990 | 信息交换用汉字编码字符集 辅助集 | 1990/6/3 |
| 12 | GB/T 2312-1980 | 信息交换用汉字编码字符集 基本集 | 1980/3/9 |
| 13 | GB/T 18391.1-2009 | 信息技术 元数据注册系统(MDR)第 1 部分:框架 | 2009/9/30 |
| 14 | GB/T 18391.2-2009 | 信息技术 元数据注册系统(MDR)第 2 部分:分类 | 2009/9/30 |
| 15 | GB/T 18391.3-2009 | 信息技术 元数据注册系统(MDR)第 3 部分:注册系统元模型与基本属性 | 2009/9/30 |
| 16 | GB/T 18391.4-2009 | 信息技术 元数据注册系统(MDR)第 4 部分:数据定义的形成 | 2009/9/30 |
| 17 | GB/T 18391.5-2009 | 信息技术 元数据注册系统(MDR)第 5 部分:命名和标识原则 | 2009/9/30 |
| 18 | GB/T 18391.6-2009 | 信息技术 元数据注册系统(MDR)第 6 部分:注册 | 2009/9/30 |
| 19 | GB/T 35295-2017 | 信息技术 大数据 术语 | 2017/12/29 |
| 20 | GB/T 11457-2006 | 信息技术 软件工程术语 | 2006/3/14 |
| 21 | GB/T 16262.1—2006 | 信息技术 抽象语法记法—(ASN.1)第 1 部分:基本记法规范 | 2006/3/14 |
| 22 | GB/T 16262.2—2006 | 信息技术 抽象语法记法—(ASN.1)第 2 部分:信息客体规范 | 2006/3/14 |
| 23 | GB/T 16262.3—2006 | 信息技术 抽象语法记法—(ASN.1)第 3 部分:约束规范 | 2006/3/14 |

---

[1] 其余部分已废止。

| 序号 | 标准编号 | 标准名称 | 公布日期 |
|------|----------|----------|----------|
| 24 | GB/T 16262.4-2006 | 信息技术 抽象语法记法－(ASN.1)第 4 部分:ASN.1 规范的参数化 | 2006/3/14 |
| 25 | GB/T 5271.1-2000 | 信息技术 词汇 第 1 部分基本术语 | 2000/7/14 |
| 26 | GB/T 5271.2-1988 | 数据处理词汇 02 部分 算术和逻辑运算 | 1988/12/10 |
| 27 | GB/T 5271.3-2008 | 信息技术 词汇 第 3 部分:设备技术 | 2008/7/18 |
| 28 | GB/T 5271.4-2000 | 信息技术 词汇 第 4 部分:数据的组织 | 2000/7/14 |
| 29 | GB/T 5271.5-2008 | 信息技术 词汇 第 5 部分:数据表示 | 2008/7/18 |
| 30 | GB/T 5271.6-2000 | 信息技术 词汇 第 6 部分:数据的准备与处理 | 2000/7/14 |
| 31 | GB/T 5271.7-2008 | 信息技术 词汇 第 7 部分:计算机编程 | 2008/7/18 |
| 32 | GB/T 5271.8-2001 | 信息技术 词汇 第 8 部分:安全 | 2001/7/16 |
| 33 | GB/T 5271.9-2001 | 信息技术 词汇 第 9 部分:数据通信 | 2001/7/16 |
| 34 | GB/T 5271.10-1986 | 数据处理词汇 10 部分 操作技术和设施 | 1986/7/31 |
| 35 | GB/T 5271.11-2000 | 信息技术 词汇 第 11 部分:处理器 | 2000/7/14 |
| 36 | GB/T 5271.12-2000 | 信息技术 词汇 第 12 部分:外围设备 | 2000/7/14 |
| 37 | GB/T 5271.13-2008 | 信息技术 词汇 第 13 部分:计算机图形 | 2008/7/18 |
| 38 | GB/T 5271.14-2008 | 信息技术 词汇 第 14 部分:可靠性、可维护性与可用性 | 2008/7/18 |
| 39 | GB/T 5271.15-2008 | 信息技术 词汇 第 15 部分:编程语言 | 2008/7/18 |
| 40 | GB/T 5271.16-2008 | 信息技术 词汇 第 16 部分:信息论 | 2008/7/18 |
| 41 | GB/T 5271.17-2010 | 信息技术 词汇 第 17 部分:数据库 | 2010/12/1 |
| 42 | GB/T 5271.18-2008 | 信息技术 词汇 第 18 部分:分布式数据处理 | 2008/7/18 |
| 43 | GB/T 5271.19-2008 | 信息技术 词汇 第 19 部分:模拟计算 | 2008/7/18 |
| 44 | GB/T 5271.20-1994 | 信息技术词汇 20 部分 系统开发 | 1994/12/7 |
| 45 | GB/T 5271.22-1993 | 数据处理词汇 22 部分:计算器 | 1993/1/7 |
| 46 | GB/T 5271.23-2000 | 信息技术 词汇 第 23 部分:文本处理 | 2000/7/14 |
| 47 | GB/T 5271.24-2000 | 信息技术 词汇 第 24 部分:计算机集成制造 | 2000/7/14 |
| 48 | GB/T 5271.25-2000 | 信息技术 词汇 第 25 部分:局域网 | 2000/7/14 |
| 49 | GB/T 5271.26-2010 | 信息技术 词汇 第 26 部分:开放系统互连 | 2010/12/1 |
| 50 | GB/T 5271.27-2001 | 信息技术 词汇 第 27 部分:办公自动化 | 2001/7/16 |
| 51 | GB/T 5271.28-2001 | 信息技术 词汇 第 28 部分:人工智能 基本概念与专家系统 | 2001/7/16 |
| 52 | GB/T 5271.29-2006 | 信息技术 词汇 第 29 部分:人工智能 语音识别与合成 | 2006/3/14 |
| 53 | GB/T 5271.31-2006 | 信息技术 词汇 第 31 部分:人工智能 机器学习 | 2006/3/14 |

续表

| 序号 | 标准编号 | 标准名称 | 公布日期 |
|---|---|---|---|
| 54 | GB/T 5271.32-2006 | 信息技术 词汇 第 32 部分:电子邮件 | 2006/3/14 |
| 55 | GB/T 5271.34-2006 | 信息技术 词汇 第 34 部分:人工智能 神经网络 | 2006/3/14 |
| 56 | GB/T 5271.36-2012 | 信息技术 词汇 第 36 部分:学习、教育和培训 | 2012/6/29 |
| 57 | GB/T 5271.37-2021 | 信息技术 词汇 第 37 部分:生物特征识别 | 2021/10/11 |
| 58 | GB/T 26231-2017 | 信息技术 开放系统互连 对象标识符(OID)的国家编号体系和操作规程 | 2017/12/29 |
| 59 | GB/T 35299-2017 | 信息技术 开放系统互连 对象标识符解析系统 | 2017/12/29 |
| 60 | GB/T 9387.1-1998 | 信息技术 开放系统互连 基本参考模型 第 1 部分:基本模型 | 1998/2/26 |
| 61 | GB/T 9387.2-1995 | 信息处理系统 开放系统互连 基本参考模型 第 2 部分:安全体系结构 | 1995/6/21 |
| 62 | GB/T 9387.3-2008 | 信息技术 开放系统互连 基本参考模型 第 3 部分:命名与编址 | 2008/9/1 |
| 63 | GB/T 9387.4-1996 | 信息处理系统 开放系统互连 基本参考模型 第 4 部分:管理框架 | 1996/12/18 |
| 64 | GB/T 16264.1-2008 | 信息技术 开放系统互连 目录 第 1 部分:概念、模型和服务的概述 | 2008/8/6 |
| 65 | GB/T 16264.2-2008 | 信息技术 开放系统互连 目录 第 2 部分:模型 | 2008/8/6 |
| 66 | GB/T 16264.3-2008 | 信息技术 开放系统互连 目录 第 3 部分:抽象服务定义 | 2008/8/6 |
| 67 | GB/T 16264.4-2008 | 信息技术 开放系统互连 目录 第 4 部分:分布式操作规程 | 2008/8/6 |
| 68 | GB/T 16264.5-2008 | 信息技术 开放系统互连 目录 第 5 部分:协议规范 | 2008/8/6 |
| 69 | GB/T 16264.6-2008 | 信息技术 开放系统互连 目录 第 6 部分:选定的属性类型 | 2008/8/6 |
| 70 | GB/T 16264.7-2008 | 信息技术 开放系统互连 目录 第 7 部分:选定的客体类 | 2008/8/6 |
| 71 | GB/T 16264.8-2005 | 信息技术 开放系统互连 目录 第 8 部分:公钥和属性证书框架 | 2005/5/25 |
| 72 | GB/T 35300-2017 | 信息技术 开放系统互连 用于对象标识符解析系统运营机构的规程 | 2017/12/29 |
| 73 | GB/T 17969.1-2015 | 信息技术 开放系统互连 OSI 登记机构的操作规程 第 1 部分:一般规程和国际对象标识符树的顶级弧 | 2015/12/10 |

| 序号 | 标准编号 | 标准名称 | 公布日期 |
|------|----------|----------|----------|
| 74 | GB/T 17969.3-2008 | 信息技术 开放系统互连 OSI 登记机构的操作规程 第 3 部分:ISO 和 ITU-T 联合管理的顶级弧下的客体标识符弧的登记 | 2008/6/18 |
| 75 | GB/T 17969.5-2000 | 信息技术 开放系统互连 OSI 登记机构的操作规程 第 5 部分:VT 控制客体定义的登记表 | 2000/1/3 |
| 76 | GB/T 17969.6-2000 | 信息技术 开放系统互连 OSI 登记机构的操作规程 第 6 部分:应用进程和应用实体 | 2000/1/3 |
| 77 | GB/T 17969.8-2010 | 信息技术 开放系统互连 OSI 登记机构操作规程 第 8 部分:通用唯一标识符(UUID)的生成和登记及其用作 ASN.1 客体标识符部件 | 2011/1/14 |
| 78 | GB/T 15127-2008 | 信息技术 系统间远程通信和信息交换 双扭线多点互连 | 2008/9/1 |
| 79 | GB/T 40696-2021 | 信息技术 系统间远程通信和信息交换 基于 SDN 的网络联合调度 | 2021/10/11 |
| 80 | GB/T 36451-2018 | 信息技术 系统间远程通信和信息交换 社区节能控制网络协议 | 2018/6/7 |
| 81 | GB/Z 17977-2000 | 信息技术 系统间远程通信和信息交换 OSI 路由选择框架 | 2000/1/3 |
| 82 | GB/T 16975.1-2000 | 信息技术 远程操作 第 1 部分:概念、模型和记法 | 2000/1/3 |
| 83 | GB/T 16975.2-1997 | 信息技术 远程操作 第 2 部分:OSI 实现 远程操作服务元素(ROSE)服务定义 | 1997/9/2 |
| 84 | GB/T 16975.3-1997 | 信息技术 远程操作 第 3 部分:OSI 实现 远程操作服务元素(ROSE)协议规范 | 1997/9/2 |
| 85 | GB/Z 15629.1-2000 | 信息技术 系统间远程通信和信息交换 局域网和城域网特定要求 第 1 部分:局域网标准综述 | 2000/1/3 |
| 86 | GB/T 15629.2-2008 | 信息技术 系统间远程通信和信息交换 局域网和城域网特定要求 第 2 部分:逻辑链路控制 | 2008/7/28 |
| 87 | GB/T 15629.3-2014 | 信息技术 系统间远程通信和信息交换 局域网和城域网特定要求 第 3 部分:带碰撞检测的载波侦听多址访问(CSMA/CD)的访问方法和物理层规范 | 2014/12/22 |
| 88 | GB/T 15629.5-1996 | 信息技术 局域网和城域网 第 5 部分:令牌环访问方法和物理层规范 | 1996/12/18 |

| 序号 | 标准编号 | 标准名称 | 公布日期 |
|---|---|---|---|
| 89 | GB/T 15629.15-2010 | 信息技术 系统间远程通信和信息交换 局域网和城域网 特定要求 第15部分:低速无线个域网(WPAN)媒体访问控制和物理层规范 | 2010/9/2 |
| 90 | GB/T 15629.16-2017 | 信息技术 系统间远程通信和信息交换 局域网和城域网 特定要求 第16部分:宽带无线多媒体系统的空中接口 | 2017/5/31 |
| 91 | GB 15629.11-2003 | 信息技术 系统间远程通信和信息交换 局域网和城域网 特定要求 第11部分:无线局域网媒体访问控制和物理层规范 | 2003/5/12 |
| 92 | GB 15629.1101-2006 | 信息技术 系统间远程通信和信息交换 局域网和城域网 特定要求 第11部分:无线局域网媒体访问控制和物理层规范:5.8 GHz频段高速物理层扩展规范 | 2006/1/27 |
| 93 | GB 15629.1102-2003 | 信息技术 系统间远程通信和信息交换 局域网和城域网 特定要求 第11部分:无线局域网媒体访问控制和物理层规范:2.4 GHz频段较高速物理层扩展规范 | 2003/5/12 |
| 94 | GB/T 15629.1103-2006 | 信息技术 系统间远程通信和信息交换 局域网和城域网 特定要求 第11部分:无线局域网媒体访问控制和物理层规范:附加管理域操作规范 | 2006/1/27 |
| 95 | GB 15629.1104-2006 | 信息技术 系统间远程通信和信息交换 局域网和城域网 特定要求 第11部分:无线局域网媒体访问控制和物理层规范:2.4 GHz频段更高数据速率扩展规范 | 2006/1/27 |
| 96 | GB/T 36464.1-2020 | 信息技术 智能语音交互系统 第1部分:通用规范 | 2020/4/28 |
| 97 | GB/T 36464.2-2018 | 信息技术 智能语音交互系统 第2部分:智能家居 | 2018/6/7 |
| 98 | GB/T 36464.3-2018 | 信息技术 智能语音交互系统 第3部分:智能客服 | 2018/6/7 |
| 99 | GB/T 36464.4-2018 | 信息技术 智能语音交互系统 第4部分:移动终端 | 2018/6/7 |
| 100 | GB/T 36464.5-2018 | 信息技术 智能语音交互系统 第5部分:车载终端 | 2018/6/7 |
| 101 | GB/T 20090.1-2012 | 信息技术 先进音视频编码 第1部分:系统 | 2012/12/31 |
| 102 | GB/T 20090.2-2013 | 信息技术 先进音视频编码 第2部分:视频 | 2013/12/31 |
| 103 | GB/T 20090.4-2012 | 信息技术 先进音视频编码 第4部分:符合性测试 | 2012/12/31 |
| 104 | GB/T 20090.5-2012 | 信息技术 先进音视频编码 第5部分:参考软件 | 2012/12/31 |
| 105 | GB/T 20090.10-2013 | 信息技术 先进音视频编码 第10部分:移动语音和音频 | 2013/12/31 |
| 106 | GB/T 20090.11-2015 | 信息技术 先进音视频编码 第11部分:同步文本 | 2015/12/10 |
| 107 | GB/T 20090.12-2015 | 信息技术 先进音视频编码 第12部分:综合场景 | 2015/12/10 |

续表

| 序号 | 标准编号 | 标准名称 | 公布日期 |
|---|---|---|---|
| 108 | GB/T 20090.13-2017 | 信息技术 先进音视频编码 第13部分:视频工具集 | 2017/12/29 |
| 109 | GB/T 20090.16-2016 | 信息技术 先进音视频编码 第16部分:广播电视视频 | 2016/4/25 |
| 110 | GB/T 37036.1-2018 | 信息技术 移动设备生物特征识别 第1部分:通用要求 | 2018/12/28 |
| 111 | GB/T 37036.2-2019 | 信息技术 移动设备生物特征识别 第2部分:指纹 | 2019/10/18 |
| 112 | GB/T 37036.3-2019 | 信息技术 移动设备生物特征识别 第3部分:人脸 | 2019/10/18 |
| 113 | GB/T 37036.4-2021 | 信息技术 移动设备生物特征识别 第4部分:虹膜 | 2021/4/30 |
| 114 | GB/T 37743-2019 | 信息技术 智能设备操作系统身份识别服务接口 | 2019/8/30 |
| 115 | GB/T 37729-2019 | 信息技术 智能移动终端应用软件(APP)技术要求 | 2019/8/30 |
| 116 | GB/T 30001.1-2013 | 信息技术 基于射频的移动支付 第1部分:射频接口 | 2013/10/10 |
| 117 | GB/T 30001.2-2013 | 信息技术 基于射频的移动支付 第2部分:卡技术要求 | 2013/10/10 |
| 118 | GB/T 30001.3-2013 | 信息技术 基于射频的移动支付 第3部分:设备技术要求 | 2013/10/10 |
| 119 | GB/T 30001.4-2013 | 信息技术 基于射频的移动支付 第4部分:卡应用管理和安全 | 2013/10/10 |
| 120 | GB/T 30001.5-2013 | 信息技术 基于射频的移动支付 第5部分:射频接口测试方法 | 2013/10/10 |
| 121 | GB/T 34095-2017 | 信息安全技术 用于电子支付的基于近距离无线通信的移动终端安全技术要求 | 2017/7/31 |

注:GB 15629.11-2003、GB 15629.1101-2006、GB 15629.1102-2003、GB 15629.1104-2006 已更新为强制性标准。

### (三)信息安全领域

互联网技术的快速发展为医疗健康发展带来机遇的同时,也产生了网络安全隐患,因此数据、系统、网络等多方面的安全问题是重中之重。2020 年 12 月,GB/T 39725-2020《信息安全技术 健康医疗数据安全指南》发布,给出了健康医疗数据控制者在保护健康医疗数据时可采取的安全措施,指导健康医疗数据控制者对健康医疗数据进行安全保护,也可供健康医疗、网络安全相关主管部门,以及第三方评估机构等组织开展健康医疗数据的安全监督管理与评估等工作时参考。

### 1.系统安全方面

系统安全方面可以参考的标准有系统灾难恢复规范、系统安全等级保护基本要求、远程人脸识别系统技术要求、操作系统安全技术要求,以及工业控制系统安全控制应用指南等,如表 3-8 中 1~5 条。

### 2.网络安全方面

网络安全方面包括但不限于网络安全等级保护的基本要求、定级指南、实施指南、安全设计技术要求、测评要求、测评过程指南,以及 GB/T 25068-2020《信息技术 安全技术 网络安全》系列标准等,如表 3-8 中 6~16 条。

### 3.移动终端

移动终端是传递互联网医疗保健服务的重要载体,这方面的安全标准有总体的移动智能终端的安全架构、安全技术要求及测试评价方法、安全管理平台的技术要求,针对移动智能终端操作系统的安全技术要求和测试评价方法、应用软件的安全技术要求和测试评价方法,以及针对数据的存储安全技术要求与测试评价方法、基于生物特征识别的身份鉴别技术框架、个人信息保护技术要求、移动互联网应用程序收集个人信息基本要求等,如表 3-8 中 17~27 条。

### 4.其他

其他还有针对云计算、移动签名等服务的安全标准如云计算服务安全指南、云计算服务安全能力要求、移动签名服务技术要求,针对网络入侵防御方面的标准如防火墙安全技术要求和测试评价方法、网络入侵检测系统技术要求和测试评价方法、网络型入侵防御产品技术要求和测试评价方法,以及信息安全风险评估方法、校验字符系统、远程口令鉴别与密钥建立规范和匿名数字签名等方面的标准,如表 3-8 中 28~38 条。

表 3-8　信息安全领域相关标准

| 序号 | 标准编号 | 标准名称 | 公布日期 |
|---|---|---|---|
| 1 | GB/T 20988-2007 | 信息安全技术 信息系统灾难恢复规范 | 2007/6/14 |
| 2 | GB/T 22239-2019 | 信息安全技术 信息系统安全等级保护基本要求 | 2019/5/10 |
| 3 | GB/T 38671 2020 | 信息安全技术 远程人脸识别系统技术要求 | 2020/4/28 |
| 4 | GB/T 20272-2019 | 信息安全技术 操作系统安全技术要求 | 2019/8/30 |
| 5 | GB/T 32919-2016 | 信息安全技术 工业控制系统安全控制应用指南 | 2016/8/29 |
| 6 | GB/T 22239-2019 | 信息安全技术 网络安全等级保护基本要求 | 2019/5/10 |
| 7 | GB/T 22240-2020 | 信息安全技术 网络安全等级保护定级指南 | 2020/4/28 |
| 8 | GB/T 25058-2019 | 信息安全技术 网络安全等级保护实施指南 | 2019/8/30 |
| 9 | GB/T 25070-2019 | 信息安全技术 网络安全等级保护安全设计技术要求 | 2019/5/10 |
| 10 | GB/T 28448-2019 | 信息安全技术 网络安全等级保护测评要求 | 2019/5/10 |

续表

| 序号 | 标准编号 | 标准名称 | 公布日期 |
|---|---|---|---|
| 11 | GB/T 28449-2018 | 信息安全技术 网络安全等级保护测评过程指南 | 2018/12/28 |
| 12 | GB/T 25068.1-2020 | 信息技术 安全技术 网络安全 第1部分:综述和概念 | 2020/11/19 |
| 13 | GB/T 25068.2-2020 | 信息技术 安全技术 网络安全 第2部分:网络安全设计和实现指南 | 2020/11/19 |
| 14 | GB/T 25068.3-2010 | 信息技术 安全技术 IT网络安全 第3部分:使用安全网关的网间通信安全保护 | 2010/9/2 |
| 15 | GB/T 25068.4-2010 | 信息技术 安全技术 IT网络安全 第4部分:远程接入的安全保护 | 2010/9/2 |
| 16 | GB/T 25068.5-2021 | 信息技术 安全技术 IT网络安全 第5部分:使用虚拟专用网的跨网通信安全保护 | 2021/3/9 |
| 17 | GB/T 30284-2020 | 信息安全技术 移动通信智能终端操作系统安全技术要求 | 2020/4/28 |
| 18 | GB/T 32927-2016 | 信息安全技术 移动智能终端安全架构 | 2016/8/29 |
| 19 | GB/T 34975-2017 | 信息安全技术 移动智能终端应用软件安全技术要求和测试评价方法 | 2017/11/1 |
| 20 | GB/T 34976-2017 | 信息安全技术 移动智能终端操作系统安全技术要求和测试评价方法 | 2017/11/1 |
| 21 | GB/T 34977-2017 | 信息安全技术 移动智能终端数据存储安全技术要求与测试评价方法 | 2017/11/1 |
| 22 | GB/T 34978-2017 | 信息安全技术 移动智能终端个人信息保护技术要求 | 2017/11/1 |
| 23 | GB/T 35278-2017 | 信息安全技术 移动终端安全保护技术要求 | 2017/12/29 |
| 24 | GB/T 37952-2019 | 信息安全技术 移动终端安全管理平台技术要求 | 2019/8/30 |
| 25 | GB/T 38542-2020 | 信息安全技术 基于生物特征识别的移动智能终端身份鉴别技术框架 | 2020/3/6 |
| 26 | GB/T 39720-2020 | 信息安全技术 移动智能终端安全技术要求及测试评价方法 | 2020/12/14 |
| 27 | GB/T 41391-2022 | 信息安全技术 移动互联网应用程序(App)收集个人信息基本要求 | 2022/4/15 |
| 28 | GB/T 31167-2014 | 信息安全技术 云计算服务安全指南 | 2014/9/3 |
| 29 | GB/T 31168-2014 | 信息安全技术 云计算服务安全能力要求 | 2014/9/3 |
| 30 | GB/T 38646-2020 | 信息安全技术 移动签名服务技术要求 | 2020/4/28 |
| 31 | GB/T 20281-2020 | 信息安全技术 防火墙安全技术要求和测试评价方法 | 2020/4/28 |

| 序号 | 标准编号 | 标准名称 | 公布日期 |
|---|---|---|---|
| 32 | GB/T 20275-2021 | 信息安全技术 网络入侵检测系统技术要求和测试评价方法 | 2021/10/11 |
| 33 | GB/T 28451-2012 | 信息安全技术 网络型入侵防御产品技术要求和测试评价方法 | 2012/6/29 |
| 34 | GB/T 20984-2022 | 信息安全技术 信息安全风险评估方法 | 2022/4/15 |
| 35 | GB/T 17710-2008 | 信息技术 安全技术 校验字符系统 | 2008/7/16 |
| 36 | GB/T 32213-2015 | 信息安全技术 公钥基础设施 远程口令鉴别与密钥建立规范 | 2015/12/10 |
| 37 | GB/T 38647.1-2020 | 信息技术 安全技术 匿名数字签名 第 1 部分:总则 | 2020/4/28 |
| 38 | GB/T 38647.2-2020 | 信息技术 安全技术 匿名数字签名 第 2 部分:采用群组公钥的机制 | 2020/4/28 |

**(四)分类、代码、编码等**

1.基本信息代码与编码类

基本信息代码与编码类标准包括 GB/T 7027-2002《信息分类和编码的基本原则与方法》、GB/T 10113-2003《分类与编码通用术语》、GB/T 2260-2007《中华人民共和国行政区划代码》、GB/T 2659-2000《世界各国和地区名称代码》、GB/T 3304-1991《中国各民族名称的罗马字母拼写法和代码》、GB/T 4657-2021《中央党政机关、人民团体及其他机构代码》、GB/T 4658-2006《学历代码》、GB/T 4754-2017国民经济行业分类》、GB/T 4761-2008《家庭关系代码》、GB/T 6565-2015《职业分类与代码》、GB/T 6864-2003《中华人民共和国学位代码》、GB/T 8561-2001《专业技术职务代码》、GB/T 10114-2003《县以下行政区划代码编码规则》、GB/T 11714-1997《全国组织机构代码编制规则》、GB/T 12402-2000《经济类型分类与代码》、GB/T 12403-1990《干部职务名称代码》、GB/T 12404-1997《单位隶属关系代码》、GB/T 13745-2009《学科分类与代码》、GB/T 2261《个人基本信息分类与代码》系列标准、GB/T 4880《语种名称代码》系列标准、GB/T 4881-1985《中国语种代码》、GB/T 191-2008《包装储运图示标志》等。其中,个人基本信息分类与代码标准包括性别、婚姻状况、健康状况、从业状况(个人身份)、港澳台侨属、人大代表、政协委员、院士等不同身份的代码等。

2.疾病代码类

疾病代码类标准包括 GB/T 14396-2016《疾病分类与代码》、GB/T 15657-2021《中医病证分类与代码》、GB/T 16751.1-2023《中医临床诊疗术语 第 1 部分:疾病》、GB/T 16751.2-2021《中医临床诊疗术语 第 2 部分:证候》、GB/T 16751.3-2023《中医临床诊疗术语 第 3 部分:治法》、GB/T 18201-2000《放射性疾病名单》等。GB/T 14396-2016《疾病分类与代码》规定了疾病、损伤和中毒及其外部原因、与保健机构接触的非医疗理由和肿瘤形态学的分类与代码,适用于医疗卫生服务、医疗保障、人口管理等部门对疾病、伤残等进行分类,并用于信息处理与交换、统计分析。

3.健康信息码类

健康信息码类标准包括 GB/T 38961-2020《个人健康信息码 参考模型》、GB/T 38962-2020《个人健康信息码 数据格式》、GB/T 38963-2020《个人健康信息码 应用接口》,以及 GB/T 36528-2018《数字家庭服务资源分类与代码》等,规定了数字家庭服务资源的分类原则、代码结构及分类与代码表,适用于数字家庭服务资源信息的设计、发布、存储、统计和共享。

(五)设备类

除了电子病历、居民电子健康档案等健康大数据的核心"数据",各类传感器、可穿戴设备、智能化电子产品等产生的个人健康数据成为实现居民全方位、全生命周期的健康管理的重要支撑,预计到 2025 年,全球将有超过 750 亿台物联网设备用于医疗卫生行业,健康数据的多元性、个性化已然成为数字健康的一大特征[1]。因此,各种设备,包括院内和院外各种场景中的终端、机器人等作为必不可少的数据产生、传输的媒介,也需要遵循相关的标准和规范。

1.智能传感器方面

智能传感器方面可以参考的标准有 GB/T 33905《智能传感器》系列标准、GB/T 37733《传感器网络 个人健康状态远程监测》系列标准,以及有关智能传感器的特性与分类、可靠性设计方法与评审等方面的标准,如表 3-9 中 1~10 条。其中,《智能传感器》系列标准包含总则、物联网应用行规、术语、性能评定方法及检查和例行试验方法 5 个部分;《传感器网络 个人健康状态远程监测》系列标准包括总体技术要求、终端与平台接口技术要求和终端技术要求 3 个部分。

---

[1]　https://www.cn-healthcare.com/article/20220525/content-569803.html.

### 2.智能家用电器类

智能家用电器类标准有 GB/T 40439-2021《用于老年人生活辅助的智能家电系统 架构模型》标准、GB/T 41529-2022《用于老年人生活辅助的智能家电系统 通用安全要求》标准、GB/T 40979-2021《智能家用电器个人信息保护要求和测评方法》标准、GB/T 38052《智能家用电器系统互操作》系列标准、GB/T 38047《智能家用电器可靠性评价方法》系列标准,以及 GB/T 37723-2019 和 GB/T 38320-2019 这 2 个有关智能家用电子系统终端统一接入服务平台总体技术要求和终端设备与终端统一接入服务平台接口要求的标准等,如表 3-9 中 11～22 条。其中,《智能家用电器系统互操作》系列标准包括术语、通用要求、服务平台间接口规范、控制终端接口规范、智能家用电器接口规范 5 个部分。

### 3.机器人方面

机器人方面的标准除专门性的运动康复训练机器人相关的标准外,工业、科学和医疗机器人,以及机器人的安全性、可靠性等通用标准也是需要参考和遵循的规范,如表 3-9 中 23～30 条。同样的,关于信息技术设备方面的一些标准也是如此,如设备可靠性试验、电磁兼容试验和测量、电工电子产品环境试验、无线电骚扰限值和测量,以及不间断电源设备方面的系列标准等,如表 3-9 中 31～36条。由于篇幅限制,本部分系列标准仅列出了总体名称,发布日期为各自第一部分的发布日期。

表 3-9　设备相关标准

| 序号 | 标准编号 | 标准名称 | 公布日期 |
|---|---|---|---|
| 1 | GB/T 33905.1-2017 | 智能传感器 第 1 部分:总则 | 2017/7/31 |
| 2 | GB/T 33905.2-2017 | 智能传感器 第 2 部分:物联网应用行规 | 2017/7/31 |
| 3 | GB/T 33905.3-2017 | 智能传感器 第 3 部分:术语 | 2017/7/12 |
| 4 | GB/T 33905.4-2017 | 智能传感器 第 4 部分:性能评定方法 | 2017/7/31 |
| 5 | GB/T 33905.5-2017 | 智能传感器 第 5 部分:检查和例行试验方法 | 2017/7/31 |
| 6 | GB/T 34069-2017 | 物联网总体技术 智能传感器特性与分类 | 2017/7/31 |
| 7 | GB/T 34071-2017 | 物联网总体技术 智能传感器可靠性设计方法与评审 | 2017/7/31 |
| 8 | GB/T 37733.1-2019 | 传感器网络 个人健康状态远程监测 第 1 部分:总体技术要求 | 2019/8/30 |
| 9 | GB/T 37733.2-2020 | 传感器网络 个人健康状态远程监测 第 2 部分:终端与平台接口技术要求 | 2020/4/28 |

续表

| 序号 | 标准编号 | 标准名称 | 公布日期 |
|---|---|---|---|
| 10 | GB/T 37733.3-2020 | 传感器网络 个人健康状态远程监测 第3部分:终端技术要求 | 2020/6/2 |
| 11 | GB/T 40439-2021 | 用于老年人生活辅助的智能家电系统 架构模型 | 2021/8/20 |
| 12 | GB/T 41529-2022 | 用于老年人生活辅助的智能家电系统 通用安全要求 | 2022/7/11 |
| 13 | GB/T 40979-2021 | 智能家用电器个人信息保护要求和测评方法 | 2021/11/26 |
| 14 | GB/T 38052.1-2019 | 智能家用电器系统互操作 第1部分:术语 | 2019/10/18 |
| 15 | GB/T 38052.2-2019 | 智能家用电器系统互操作 第2部分:通用要求 | 2019/10/18 |
| 16 | GB/T 38052.3-2019 | 智能家用电器系统互操作 第3部分:服务平台间接口规范 | 2019/10/18 |
| 17 | GB/T 38052.4-2019 | 智能家用电器系统互操作 第4部分:控制终端接口规范 | 2019/10/18 |
| 18 | GB/T 38052.5-2019 | 智能家用电器系统互操作 第5部分:智能家用电器接口规范 | 2019/10/18 |
| 19 | GB/T 38047.1-2019 | 智能家用电器可靠性评价方法 第1部分:通用要求 | 2019/10/18 |
| 20 | GB/T 38047.2-2021 | 智能家用电器可靠性评价方法 第2部分:房间空气调节器的特殊要求 | 2021/5/21 |
| 21 | GB/T 37723-2019 | 信息技术 信息设备互连 智能家用电子系统终端统一接入服务平台总体技术要求 | 2019/8/30 |
| 22 | GB/T 38320-2019 | 信息技术 信息设备互连 智能家用电子系统终端设备与终端统一接入服务平台接口要求 | 2019/12/10 |
| 23 | GB/T 37704-2019 | 运动康复训练机器人 通用技术条件 | 2019/8/30 |
| 24 | GB/Z 41046-2021 | 上肢康复训练机器人 要求和试验方法 | 2021/12/31 |
| 25 | GB/T 38336-2019 | 工业、科学和医疗机器人 电磁兼容 发射测试方法和限值 | 2019/12/10 |
| 26 | GB/T 38326-2019 | 工业、科学和医疗机器人 电磁兼容 抗扰度试验 | 2019/12/10 |
| 27 | GB/Z 19511-2004 | 工业、科学和医疗设备(ISM)国际电信联盟(ITU)指定频段内的辐射电平指南 | 2004/5/13 |
| 28 | GB/T 33263-2016 | 机器人软件功能组件设计规范 | 2016/12/13 |
| 29 | GB/T 38244-2019 | 机器人安全总则 | 2019/10/18 |
| 30 | GB/T 39590.1-2020 | 机器人可靠性 第1部分:通用导则 | 2020/12/14 |
| 31 | GB/T 5080-2012 | 设备可靠性试验系列标准 | 2012/11/5 |
| 32 | GB 17625-2012 [1] | 电磁兼容 限值系列标准 | 2012/12/31 |

［1］ 此标准中有的部分是强制性国家标准,有的是推荐性国家标准,有的是指导性技术文件。

| 序号 | 标准编号 | 标准名称 | 公布日期 |
|---|---|---|---|
| 33 | GB/T 17626-2006 | 电磁兼容 试验和测量技术系列标准 | 2006/12/1 |
| 34 | GB/T 2423-2008 | 电工电子产品环境试验系列标准 | 2008/12/30 |
| 35 | GB/T 9254-2021 | 信息技术设备、多媒体设备和接收机 电磁兼容 系列标准 | 2021/12/31 |
| 36 | GB/T 7260-2008 | 不间断电源设备系列标准 | 2008/5/20 |

### 4.设备研发方面

能够作为医疗器械的医疗保健设备不同于普通设备,因某些产品材质选用不当或受各种加工残留物的影响对人体产生生物学危害是不容忽视的问题,因此,在上述相关设备的研发制备中需要参照相关标准,如 GB/T 16886《医疗器械生物学评价》系列标准,该标准包括风险管理过程中的评价与试验、动物福利要求、遗传毒性和致癌性及生殖毒性试验、与血液相互作用试验选择、体外细胞毒性试验、植入后局部反应试验、环氧乙烷灭菌残留量、潜在降解产物的定性和定量框架、刺激与皮肤致敏试验、全身毒性试验、样品制备与参照样品、聚合物医疗器械降解产物的定性与定量、陶瓷降解产物的定性与定量、金属与合金降解产物的定性与定量、降解产物与可沥滤物毒代动力学研究设计、可沥滤物允许限量的建立、材料化学表征、材料物理化学与形态学及表面特性表征、医疗器械免疫毒理学试验原则和方法等20个部分。

### (六)其他

其他方面还有一些综合性标准,如 2020 年 11 月 19 发布的 GB/T 39509-2020《健康管理保健服务规范》规定了健康管理保健服务的服务安全、机构管理、从业人员、环境设施、用品用具、服务项目,适用于为顾客提供非医疗性健康管理保健服务的机构。2021 年 4 月 30 日发布的 GB/T 40028.2-2021《智慧城市 智慧医疗 第 2 部分:移动健康》规定了智慧城市领域内智慧医疗中的移动健康在平台、网络、感知层设备、安全和管理等方面的要求,适用于智慧城市领域内智慧医疗中的移动健康。还有 GB/T 36073-2018《数据管理能力成熟度评估模型》给出了数据管理能力成熟度评估模型及相应的成熟度等级,定义了数据战略、数据治理、数据架构、数据应用、数据安全、数据质量、数据标准和数据生存周期 8 个能力域,可用于组织和机构对数据管理能力成熟度进行评估。

在 1988 年颁布的《中华人民共和国标准化法》中还有指导性国家标准(用 GB/Z 表示),是指生产、交换、使用等方面,由组织(企业)自愿采用的国家标准,不具有强制性,也不具有法律上的约束性,只是相关方约定参照的技术依据,起指导和规范某项活动的作用。数字健康相关的指导性国家标准包括 GB/Z 24464-2009《健康信息学 电子健康记录 定义、范围与语境》、GB/Z 26338-2010《健康信息学 国家及其行政区划标识符应用指南》、GB/Z 21716.1-2008《健康信息学 公钥基础设施(PKI)第 1 部分:数字证书服务综述》、GB/Z 21716.2-2008《健康信息学 公钥基础设施(PKI)第 2 部分:证书轮廓》、GB/Z 21716.3-2008《健康信息学 公钥基础设施(PKI)第 3 部分:认证机构的策略管理》、GB/Z 28623-2012《健康信息学 消息传输与通信标准中的互操作性与兼容性 关键特性》等。

# 第三节　行业标准

对没有推荐性国家标准、需要在全国某个行业范围内统一的技术要求,可以制定行业标准[1]。行业标准由国务院有关行政主管部门制定,报国务院标准化行政主管部门备案。数字健康的行业标准制定者(起草单位)主要有医疗卫生健康管理部门、中华医学会、相关医院、高校科研院所等。数字健康相关行业标准共计 254 个,其中有 2 个于 2020 年废止,其余按照标准客体对象可分为以下几个层次和类别(表 3-10)。

## 一、数据层面

数字健康相关行业标准在数据层面分为 8 个类别。

### (一)人口信息

人口信息相关的标准包括 WS 371-2012《基本信息基本数据集个人信息》、WS/T 671-2020《国家卫生与人口信息数据字典》、WS/T 672-2020《国家卫生与人口信息概念数据模型》等。

《基本信息基本数据集个人信息》规定了个人信息基本数据集的数据集元数据属性和数据元属性,适用于指导个人基本信息的采集、存储、共享及信息系统

---

[1]《中华人民共和国标准化法》第十二条。

的开发。

《国家卫生与人口信息数据字典》给出了国家卫生与人口领域的通用数据元及其描述,作为相关领域数据类标准的开发指南,适用于国家卫生与人口领域信息的标准化与规范化,指导数据采集、传输、汇总和集成过程中所使用的各类信息工件的开发,包括数据集、共享文档等。

《国家卫生与人口信息概念数据模型》描述卫生与人口领域信息的特征,规定了对象类及其属性和相互关系,适用于卫生与人口相关领域信息标准的制定和信息系统的研发与管理。

### (二)卫生统计指标

卫生统计指标相关标准共有 9 个部分。其中,WS/T 598.1-2018《卫生统计指标 第 1 部分:总则》规定了卫生统计指标编制的内容结构、属性与描述规则、属性描述格式、指标纳入原则、分类框架和索引,适用于卫生统计指标标准的编制。其余 8 个部分分别针对卫生统计指标中的居民健康状况、健康影响因素状况、疾病控制、妇幼保健、卫生监督、医疗服务、药品与卫生材料供应保障、卫生资源等的相关统计指标及指标描述进行详细设计和规定,用于各级卫生计生行政部门、医疗卫生机构等的统计数据利用、发布及共享。

### (三)保健数据

保健数据的相关标准有 WS 365-2011《城乡居民健康档案基本数据集》、WS 376-2013《儿童保健基本数据集》、WS 377-2013《妇女保健基本数据集》等。

《城乡居民健康档案基本数据集》规定了城乡居民健康档案基本数据集的数据集元数据属性和数据元目录,数据元目录包括城乡居民健康档案个人基本信息、健康体检信息、重点人群健康管理记录和其他医疗卫生服务记录的相关数据元,适用于城乡居民健康档案的信息收集、存储与共享,以及城乡居民健康档案管理信息系统建设。

《儿童保健基本数据集》包括 5 个部分,分别规定了出生医学证明、儿童健康体检、新生儿疾病筛查、营养性疾病儿童管理、5 岁以下儿童死亡报告基本数据集的数据集元数据属性和数据元属性。

《妇女保健基本数据集》则包括 8 个部分,分别规定了婚前保健服务、妇女常见病筛查、计划生育技术服务、孕产期保健服务与高危管理、产前筛查与诊断、出生缺陷监测、孕产妇死亡报告、孕前优生健康检查相关的基本数据集的数据集元数据属性和数据元属性,适用于指导相关工作基本信息的采集、存储、共享及信息系统的开发。

**(四)疾病**

疾病相关的数据标准有 WS 670-2021《医疗机构感染监测基本数据集》、WS 372-2012《疾病管理基本数据集》、WS 375-2012《疾病控制基本数据集》等。

《医疗机构感染监测基本数据集》规定了医疗机构感染监测基本数据集的数据集元数据属性和数据元属性,适用于各级医疗机构进行住院患者医疗机构感染相关临床数据的收集、存储与共享等工作。

《疾病管理基本数据集》包含乙型病毒性肝炎、高血压、重性精神疾病、2 型糖尿病、肿瘤等疾病的患者管理和老年人健康管理的基本数据集,分别对各数据集元数据属性和数据元目录进行了详细阐述,适用于与相应患者管理有关的卫生信息系统,以及肿瘤患者登记管理监测机构、提供行为指导的相关医疗保健机构及卫生行政部门进行相关业务数据采集、传输、储存等工作。

《疾病控制基本数据集》包括 21 个部分,分别规定了艾滋病综合防治、血吸虫病患者管理、慢性丝虫病患者管理、职业病报告、职业性健康监护、职业病危害因素监测、行为危险因素监测、伤害监测报告、农药中毒报告、死亡医学证明、传染病报告、结核病报告、预防接种、疑似预防接种异常反应报告、疫苗管理、学校缺勤缺课监测报告、托幼机构缺勤监测报告、脑卒中登记报告、脑卒中患者管理、宫颈癌筛查登记、大肠癌筛查登记基本数据集的数据集元数据属性和数据元属性,适用于疾病预防控制机构,卫生监督机构,伤害防治机构,职业健康检查机构,放射卫生防护机构,行为危险因素监测机构,各级各类学校和托幼机构,结核病防治机构,提供相应疾病和伤害的预防、诊治、管理等服务的各级医疗卫生保健机构(包括社区卫生服务中心、乡镇卫生院),以及相关卫生行政部门进行相关业务数据采集、传输、存储等工作。

**(五)卫生信息与电子病历**

卫生信息与电子病历的相关标准有 WS 370-2012《卫生信息基本数据集编制规范》、WS/T 303-2009《卫生信息数据元标准化规则》、WS/T 304-2009《卫生信息数据模式描述指南》、WS/T 305-2009《卫生信息数据集元数据规范》、WS/T 306-2009《卫生信息数据集分类与编码规则》、WS 363-2011《卫生信息数据元目录》、WS 364-2011《卫生信息数据元值域代码》、WS 445-2014《电子病历基本数据集》等。

《卫生信息基本数据集编制规范》规定了卫生信息数据集的内容结构、数据集元数据、数据元属性和数据元索引表示方法,适用于指导卫生信息相关数据集的编制与使用。

《卫生信息数据元标准化规则》规定了卫生信息数据元模型、属性、卫生信息数据元的命名、定义、分类和卫生信息数据元内容标准编写格式规范,适用于卫生信息数据元目录(数据元字典)的研究与制定、卫生信息数据元元数据注册系统的设计与开发、卫生信息标准的研究、教学与交流。

《卫生信息数据模式描述指南》规定了卫生信息主题域模式、类关系模式和数据集模式的描述规则,适用于医药卫生领域信息资源的组织与规划、卫生信息系统设计与开发,以及具体数据资源描述中的数据模式描述。

《卫生信息数据集元数据规范》规定了卫生信息数据集元数据内容框架、卫生信息数据集核心元数据、卫生信息数据集参考元数据和引用信息与代码表,可作为卫生信息数据集属性的统一规范化描述,也可作为医药卫生领域针对数据集制定专用元数据标准的依据。

《卫生信息数据集分类与编码规则》规定了卫生信息数据集分类与编码需遵循的基本原则、技术方法及应用规则,适用于医药卫生领域各类卫生信息数据集分类与编码方案的制定。

《卫生信息数据元目录》系列标准包括 17 个部分,规定了卫生信息数据元标识符、数据元名称、定义、数据元值的数据类型、表示格式和数据元允许值等内容,适用于我国卫生领域相关信息数据标识信息交换与共享。其中第一部分总则规定了卫生信息数据元目录内容结构、属性与描述规则、数据元目录格式和数据元索引的编制规则,适用于医药卫生领域卫生信息数据元目录的编制。其余16 个部分分别规定了卫生信息中的标识类数据元、人口学及社会经济学特征信息数据元、卫生服务对象信息相关数据元,包括健康史、健康危险因素、主诉与症状、体格检查、临床辅助检查、实验室检查、医学诊断、医学评估、计划与干预,以及卫生费用、卫生机构、卫生人员、药品设备与材料、卫生管理相关信息数据元。

《卫生信息数据元值域代码》系列标准也包括 17 个部分,各部分与《卫生信息数据元目录》相对应。其总则部分规定了卫生信息数据元值域代码标准的数据元值域的编码方法、代码表格式和表示要求、代码表的命名与标识,其余部分分别规定了上述 16 类数据元的值域代码。

《电子病历基本数据集》包括 17 个部分,分别针对病历概要、门(急)诊病历、门(急)诊处方、一般治疗处置记录、助产记录、护理操作记录、护理评估与计划、知情告知信息、住院病案首页、中医住院病案首页、入院记录、住院病程记录、住院医嘱、出院小结、转诊(院)记录、医疗机构信息等基本数据集的数据集元数据属性和数据元属性进行了详细的规定。

### (六)医疗服务

医疗服务相关标准包括 WS 373-2012《医疗服务基本数据集》、WS 539-2017《远程医疗信息基本数据集》、WS 542-2017《院前医疗急救基本数据集》等。

《医疗服务基本数据集》包含 3 个部分。WS 373.1-2012《医疗服务基本数据集第 1 部分:门诊摘要》规定了门诊摘要基本数据集的数据集元数据属性和数据元属性,适用于指导门诊摘要基本信息的采集、存储、共享及信息系统的开发。WS 373.2-2012《医疗服务基本数据集第 2 部分:住院摘要》规定了住院摘要基本数据集的数据集元数据属性和数据元属性,适用于指导住院摘要基本信息的采集、存储、共享及信息系统的开发。WS 373.3-2012《医疗服务基本数据集第 3 部分:成人健康体检》规定了成人健康体检基本数据集的数据集元数据属性和数据元目录,适用于成人健康体检相关的卫生信息系统。

《远程医疗信息基本数据集》规定了远程医疗服务基本数据集的元数据属性和数据元目录,适用于远程医疗服务信息的收集、存储、交换与共享。

《院前医疗急救基本数据集》规定了院前医疗急救基本数据集的数据集元数据属性和数据元目录,数据元目录包括呼叫受理基本信息、调度指挥基本信息、突发事件信息、质量控制和管理、院前患者基本信息采集表的相关数据元,适用于院前医疗急救信息收集、存储与共享,以及院前医疗急救信息系统建设。

### (七)标识、分类与代码

标识、分类与代码类标准包括《国家卫生信息资源分类与编码管理规范》《卫生机构(组织)分类与代码》《卫生信息标识体系对象标识符注册管理规程》《卫生信息标识体系对象标识符编号结构与基本规则》《居民健康档案医学检验项目常用代码》《全国卫生行业医疗器械、仪器设备(商品、物资)分类与代码》《药品采购使用管理分类代码与标识码》《血液产品标签与标识代码标准》等。

这些标准针对卫生健康信息 OID 标识的注册管理,以及卫生信息资源、卫生机构、医疗器械、各类药品等的分类与编码,进行了详细的规定,支持相关使用场景的信息表示与共享,如药品采购、配送、库存、使用等相关信息系统建设时,对药品进行分类与标识,保障药品信息采集、信息处理和信息交换等相关工作的标准化、规范化。

### (八)其他方面

其他标准还有 WS 374-2012《卫生管理基本数据集》、WS 538-2017《医学数字影像通信基本数据集》、WS 599-2018《医院人财物运营管理基本数据集》、WS 540-2017《继续医学教育管理基本数据集》等。

《卫生管理基本数据集》包括卫生监督检查与行政处罚、卫生监督行政许可与登记、卫生监督监测与评价、卫生监督机构与人员 4 个部分,各部分规定了对应类别基本数据集的数据集元数据属性和数据元目录。

《医学数字影像通信基本数据集》规定了医学数字影像通信数据集元数据属性、数据元属性、数据集中数据元与医学数字影像通信(digital imaging and communications in medicine,DICOM)数据元对照关系,适用于全国各级各类医疗卫生机构、医疗设备生产商、医学影像存储与归档系统生产商和放射信息系统(radiology information system,RIS)生产商的各种医学影像的获取、处理、归档、复制、分析、比较及资源共享、远程传输、异地会诊等软件功能开发。

《医院人财物运营管理基本数据集》包括医院人力资源管理、医院财务与成本核算管理、医院物资管理和医院固定资产管理 4 个部分,为各类别的卫生信息系统规定了基本数据集的元数据属性和数据元属性。

《继续医学教育管理基本数据集》规定了继续医学教育管理基本数据集的数据集元数据属性、数据元目录、数据元值域代码,适用于继续医学教育管理相关的信息系统开发工作。

### 二、文档

文档类标准主要包括 WS/T 482-2016《卫生信息共享文档编制规范》、WS/T 483-2016《健康档案共享文档规范》、WS/T 500-2016《电子病历共享文档规范》。

《卫生信息共享文档编制规范》规定了卫生信息共享文档的分类体系、内容、架构、文档头和文档体内容记载要求,文档制定的基本规则,适用于全国各级各类提供医疗卫生服务的医疗卫生机构、从事卫生信息化服务的信息技术厂商及相关的行政管理部门。

《健康档案共享文档规范》包括个人基本健康信息登记、出生医学证明、新生儿家庭访视等 19 个部分,分别规定了各类型文档模板、文档架构的要求,以及对文档头和文档体的一系列约束。

《电子病历共享文档规范》则涵盖了病历概要、门(急)诊病历、急诊留观病历、西药处方、中药处方、检查报告、检验报告、治疗记录、一般手术记录、麻醉术前访视记录、输血记录、手术护理记录、病危(重)通知书、入院评估、出院评估与指导、住院病程记录、出院小结等 53 个部分,适用于各类文档的规范采集、传输、存储、共享交换及信息系统的开发应用。

### 三、平台/系统

#### (一)功能相关

涉及功能相关的标准有《妇幼保健服务信息系统基本功能规范》《基层医疗卫生信息系统基本功能规范》《慢性病监测信息系统基本功能规范》《人口死亡登记信息系统基本功能规范》《卫生监督业务信息系统基本功能规范》《医院感染管理信息系统基本功能规范》《远程医疗信息系统基本功能规范》《院前医疗急救指挥信息系统基本功能规范》《单采血浆信息系统基本功能标准》等。

各标准规定了不同类型信息系统的总体要求、功能构成、功能要求、数据接口、系统安全要求及各功能之间相互关系、数据共享与协同等,适用于各级卫生行政部门和医疗卫生机构进行信息系统的规划、设计、开发、部署、应用和评价。

#### (二)系统技术

关于系统技术的标准有 WS/T 447-2014《基于电子病历的医院信息平台技术规范》、WS/T 448-2014《基于居民健康档案的区域卫生信息平台技术规范》、WS/T 545-2017《远程医疗信息系统技术规范》等。

《基于电子病历的医院信息平台技术规范》规定了医院信息平台的总体技术要求、平台基本功能要求、信息资源规范、交互规范、IT 基础设施规范、安全规范和性能要求等,不包括基于医院信息平台的应用系统(如居民健康卡、计算机化医嘱录入、智能电子病历编辑器、电子病历浏览器、区域医疗卫生协同、管理辅助决策支持、临床辅助决策支持和患者公众服务等)及接入医院信息平台的医院业务系统(临床服务系统、医疗管理系统、运营管理系统等)应遵循的功能和技术要求,适用于二、三级医院的基于电子病历的医院信息平台建设。

《基于居民健康档案的区域卫生信息平台技术规范》规定了基于居民健康档案的区域卫生信息平台的技术架构、区域卫生信息平台注册服务、健康档案整合服务、健康档案存储服务、健康档案管理服务、健康档案调阅服务、健康档案协同服务、区域卫生信息平台信息安全与隐私保护等关键技术要求,区域卫生信息平台 IT 基础设施建设机构接入要求和性能要求等,不描述基于区域卫生信息平台应用的具体要求,适用于区域卫生信息平台的建设及相关医疗卫生机构接入区域卫生信息平台。

《远程医疗信息系统技术规范》规定了远程医疗信息系统总体技术要求、系统功能、信息资源规范、基础设施规范、安全规范和性能要求等,适用于一方医疗机构邀请其他医疗机构,运用网络通信和计算机技术为本医疗机构的患者及医务人员提供技术支持的医疗活动。

### (三)平台交互和标准符合性测试

平台交互和标准符合性测试方面的规范包括 WS/T 546-2017《远程医疗信息系统与统一通信平台交互规范》、WS/T 501-2016《电子病历与医院信息平台标准符合性测试规范》、WS/T 502 2016《电子健康档案与区域卫生信息平台标准符合性测试规范》,以及 WS/T 790-2021《区域卫生信息平台交互标准》。

《远程医疗信息系统与统一通信平台交互规范》规定了交互要求及视讯会议系统交互规范,适用于远程医疗信息系统与统一通信平台之间的信息交互与传输。

《电子病历与医院信息平台标准符合性测试规范》和《电子健康档案与区域卫生信息平台标准符合性测试规范》都规定了测试过程、测试方法、测试内容和测试结果判定准则等,适用于电子病历或健康档案的基本数据集标准符合性测试、共享文档规范标准符合性测试,以及基于电子病历的医院信息平台或基于健康档案的区域卫生信息平台标准符合性测试。

《区域卫生信息平台交互标准》包括 18 个部分[1],适用于基于居民健康档案的区域卫生信息平台与接入平台的医疗卫生应用系统间、平台与其他接入平

---

[1] https://www.hit180.com/54149.html.

台间及平台内部服务组件间的信息交互与共享。其第一部分总则规定了区域卫生信息平台交互服务编码和消息结构的编制说明、消息与服务定义、数据类型与通用元素、通用服务、通用服务处理等一系列约束。2～4 部分规定了基于健康档案的区域卫生信息平台时间一致性服务相关的信息交互规范、交互信息的节点验证规则和审计跟踪安全规则,5～14 部分和 17～18 部分规定了区域卫生信息平台的基础通知服务、居民注册服务、医疗卫生机构注册服务、医疗卫生人员注册服务、术语注册服务、健康档案存储服务、健康档案管理服务、健康档案采集服务、健康档案调阅服务、文档订阅发布服务、签约服务、提醒服务等的角色、交易、交互服务和安全审计,15～16 部分规定了基于健康档案的区域卫生信息平台预约挂号服务或双向转诊服务与服务用户间的信息交互规范。

## 四、其他

### (一)其他数字健康相关标准

与数字健康相关的标准还包括 WS/T 788-2021《国家卫生信息资源使用管理规范》、WS 537-2017《居民健康卡数据集》、WS/T 543-2017《居民健康卡技术规范》,以及医学影像相关的另外 3 个标准,分别为 WS/T 544-2017《医学数字影像中文封装与通信规范》、WS/T 548-2017《医学数字影像通信(DICOM)中文标准符合性测试规范》、WS/T 597-2018《医学数字影像虚拟打印信息交互规范》。

《国家卫生信息资源使用管理规范》定义了"全民健康保障信息化工程一期项目"卫生信息资源的管理职责、使用方式和安全管理要求。

《居民健康卡数据集》规定了居民健康卡卡内数据文件结构的数据集元数据属性、数据元目录、数据元值域代码、数据元存储编码规则及补齐规则,适用于居民健康卡注册管理中心、制卡机构和医疗卫生机构制作、使用和管理居民健康卡的全过程。

《居民健康卡技术规范》包括总则、用户卡技术规范、用户卡应用规范、用户卡命令集、终端技术规范、用户卡及终端产品检测规范 6 个部分,为居民健康卡用户卡及终端应用相关的设计、制造、管理、发行及应用系统的研制、开发、集成和检测等提供参考。具体的,第一部分总则规定了全国统一的居民健康卡、终端、安全机制和产品检测的基本概念及要求,用户卡技术规范;第二部分用户卡技术规范规定了居民健康卡用户卡的卡号编码规则、卡介质、卡面、终端接口要求、卡数据标准、数据安全及应用;第三部分用户卡应用规范规定了居民健康卡的文件、数据项及数据对象列表,描述了居民健康卡各项操作的流程,明确了在不同应用场景下进行数据交换、信息传输及数据签名和验证的过程;第四部分用户卡命令集规定了居民健康卡用户卡应支持的功能、复位应答的格式及卡片的命令与响应列表;第五部分终端技术规范规定了居民健康卡应用过程中涉及的各种终端的产品形态、外观结构、功能、通讯方式、安全模块、电源、接口、气候环境条件、机械环境条件、可靠性、安全性、电磁兼容性等方面的技术细节,提出了对居民健康卡终端标志、包装、运输和贮存的要求;第六部分用户卡及终端产品检测规范规定居民健康卡用户卡及终端产品检测规范,包括居民健康卡用户卡芯片、COS 卡封装及读写终端设备相关技术指标的检测环境、检测内容、检测方法。

《医学数字影像中文封装与通信规范》规定了医学数字影像与通信中文封装的中文字符集方案、中文扩展字符集封装规则与方法。

《医学数字影像通信(DICOM)中文标准符合性测试规范》对 DICOM 标准中的输入与输出服务进行测试,规定了医学数字影像设备中文标准符合性测试的测试方法和 PACS 系统中文标准符合性测试的测试方法。

《医学数字影像虚拟打印信息交互规范》规定了医学数字影像虚拟打印信息交互过程中的技术内容。

3 个标准适用于全国各级各类医疗卫生机构、医疗设备生产商、医学影像存储与归档系统生产商和放射信息系统生产商的软件开发,以及医学数字影像虚拟打印相关软件的开发与测评。

**(二)其他行业相关标准**

除上述行业标准外,还有其他行业的一些行业标准也值得借鉴参考,如 GM/T 0003-2012《SM2 椭圆曲线公钥密码算法》系列标准、GM/T 0004-2012《SM3 密码杂凑算法》、SJ/Z 9047-1987《信息处理-信息交换用以字符串形式表示数值的方法》、YDN 026-1997《SDH 传输网技术要求-SDH 数字通道和复用段的投入业务和维护性能限值(内部标准)》、YDN 099-1998《光同步传送网技术体制(内部标准)》、YD/T 748-1995《PDH 数字通道差错性能的维护限值》、YD/T 1078-2000《SDH 传输网技术要求-网络保护结构间的互通》、YD/T 1167-2001《STM-64 分插复用(ADM)设备技术要求》、YD/T 1170-2001《IP 网络技术要求-网络总体》、YD/T 1171-2015《IP 网络技术要求-网络性能参数与指标》、YD/T

1238-2002《基于 SDH 的多业务传送节点技术要求》、YD/T 1267-2003《基于 SDH 传送网的同步网技术要求》、YD/T 1289.2-2003《同步数字体系（SDH）传送网网络管理 技术要求 第二部分：网元管理系统（EMS）功能》、YD/T 1299-2016《同步数字体系（SDH）网络性能技术要求-抖动和漂移》等。

表 3-10　数字健康行业标准汇总

| 序号 | 标准编号 | 标准名称 | 实施日期 |
|---|---|---|---|
| 1 | WS/T 118-1999 | 全国卫生行业医疗器械、仪器设备（商品、物资）分类与代码 | 1999/7/1 |
| 2 | WS 218-2002 | 卫生机构（组织）分类与代码 | 2002/5/1 |
| 3 | WS/T 303-2009 | 卫生信息数据元标准化规则 | 2009/8/1 |
| 4 | WS/T 304-2009 | 卫生信息数据模式描述指南 | 2009/8/1 |
| 5 | WS/T 305-2009 | 卫生信息数据集元数据规范 | 2009/8/1 |
| 6 | WS/T 306-2009 | 卫生信息数据集分类与编码规则 | 2009/8/1 |
| 7 | WS 363.1-2011 | 卫生信息数据元目录 第 1 部分：总则 | 2012/2/1 |
| 8 | WS 363.2-2011 | 卫生信息数据元目录 第 2 部分：标识 | 2012/2/1 |
| 9 | WS 363.3-2011 | 卫生信息数据元目录 第 3 部分：人口学及社会经济学特征 | 2012/2/1 |
| 10 | WS 363.4-2011 | 卫生信息数据元目录 第 4 部分：健康史 | 2012/2/1 |
| 11 | WS 363.5-2011 | 卫生信息数据元目录 第 5 部分：健康危险因素 | 2012/2/1 |
| 12 | WS 363.6-2011 | 卫生信息数据元目录 第 6 部分：主诉与症状 | 2012/2/1 |
| 13 | WS 363.7-2011 | 卫生信息数据元目录 第 7 部分：体格检查 | 2012/2/1 |
| 14 | WS 363.8-2011 | 卫生信息数据元目录 第 8 部分：临床辅助检查 | 2012/2/1 |
| 15 | WS 363.9-2011 | 卫生信息数据元目录 第 9 部分：实验室检查 | 2012/2/1 |
| 16 | WS 363.10-2011 | 卫生信息数据元目录 第 10 部分：医学诊断 | 2012/2/1 |
| 17 | WS 363.11-2011 | 卫生信息数据元目录 第 11 部分：医学评估 | 2012/2/1 |
| 18 | WS 363.12-2011 | 卫生信息数据元目录 第 12 部分：计划与干预 | 2012/2/1 |
| 19 | WS 363.13-2011 | 卫生信息数据元目录 第 13 部分：卫生费用 | 2012/2/1 |
| 20 | WS 363.14-2011 | 卫生信息数据元目录 第 14 部分：卫生机构 | 2012/2/1 |
| 21 | WS 363.15-2011 | 卫生信息数据元目录 第 15 部分：卫生人员 | 2012/2/1 |
| 22 | WS 363.16-2011 | 卫生信息数据元目录 第 16 部分：药品、设备与材料 | 2012/2/1 |
| 23 | WS 363.17-2011 | 卫生信息数据元目录 第 17 部分：卫生管理 | 2012/2/1 |
| 24 | WS 364.1-2011 | 卫生信息数据元值域代码 第 1 部分：总则 | 2012/2/1 |
| 25 | WS 364.2-2011 | 卫生信息数据元值域代码 第 2 部分：标识 | 2012/2/1 |

| 序号 | 标准编号 | 标准名称 | 实施日期 |
|---|---|---|---|
| 26 | WS 364.3-2011 | 卫生信息数据元值域代码 第 3 部分:人口学及社会经济学特征 | 2012/2/1 |
| 27 | WS 364.4-2011 | 卫生信息数据元值域代码 第 4 部分:健康史 | 2012/2/1 |
| 28 | WS 364.5-2011 | 卫生信息数据元值域代码 第 5 部分:健康危险因素 | 2012/2/1 |
| 29 | WS 364.6-2011 | 卫生信息数据元值域代码 第 6 部分:主诉与症状 | 2012/2/1 |
| 30 | WS 364.7-2011 | 卫生信息数据元值域代码 第 7 部分:体格检查 | 2012/2/1 |
| 31 | WS 364.8-2011 | 卫生信息数据元值域代码 第 8 部分:临床辅助检查 | 2012/2/1 |
| 32 | WS 364.9-2011 | 卫生信息数据元值域代码 第 9 部分:实验室检查 | 2012/2/1 |
| 33 | WS 364.10-2011 | 卫生信息数据元值域代码 第 10 部分:医学诊断 | 2012/2/1 |
| 34 | WS 364.11-2011 | 卫生信息数据元值域代码 第 11 部分:医学评估 | 2012/2/1 |
| 35 | WS 364.12-2011 | 卫生信息数据元值域代码 第 12 部分:计划与干预 | 2012/2/1 |
| 36 | WS 364.13-2011 | 卫生信息数据元值域代码 第 13 部分:卫生费用 | 2012/2/1 |
| 37 | WS 364.14-2011 | 卫生信息数据元值域代码 第 14 部分:卫生机构 | 2012/2/1 |
| 38 | WS 364.15-2011 | 卫生信息数据元值域代码 第 15 部分:卫生人员 | 2012/2/1 |
| 39 | WS 364.16-2011 | 卫生信息数据元值域代码 第 16 部分:药品、设备与材料 | 2012/2/1 |
| 40 | WS 364.17-2011 | 卫生信息数据元值域代码 第 17 部分:卫生管理 | 2012/2/1 |
| 41 | WS 365-2011 | 城乡居民健康档案基本数据集 | 2012/2/1 |
| 42 | WS/T 370-2012 | 卫生信息基本数据集编制规范 | 2012/9/1 |
| 43 | WS 371-2012 | 基本信息基本数据集 个人信息 | 2012/9/1 |
| 44 | WS 372.1-2012 | 疾病管理基本数据集 第 1 部分:乙肝患者管理 | 2012/9/1 |
| 45 | WS 372.2-2012 | 疾病管理基本数据集 第 2 部分:高血压患者健康管理 | 2012/9/1 |
| 46 | WS 372.3-2012 | 疾病管理基本数据集 第 3 部分:重性精神疾病患者管理 | 2012/9/1 |
| 47 | WS 372.4-2012 | 疾病管理基本数据集 第 4 部分:老年人健康管理 | 2012/9/1 |

续表

| 序号 | 标准编号 | 标准名称 | 实施日期 |
|---|---|---|---|
| 48 | WS 372.5-2012 | 疾病管理基本数据集 第 5 部分:2 型糖尿病患者健康管理 | 2012/9/1 |
| 49 | WS 372.6-2012 | 疾病管理基本数据集 第 6 部分:肿瘤病例管理 | 2012/12/1 |
| 50 | WS 373.1-2012 | 医疗服务基本数据集 第 1 部分:门诊摘要 | 2012/9/1 |
| 51 | WS 373.2-2012 | 医疗服务基本数据集 第 2 部分:住院摘要 | 2012/9/1 |
| 52 | WS 373.3-2012 | 医疗服务基本数据集 第 3 部分:成人健康体检 | 2012/9/1 |
| 53 | WS 374.1-2012 | 卫生管理基本数据集 第 1 部分:卫生监督检查与行政处罚 | 2012/9/1 |
| 54 | WS 374.2-2012 | 卫生管理基本数据集 第 2 部分:卫生监督行政许可与登记 | 2012/9/1 |
| 55 | WS 374.3-2012 | 卫生管理基本数据集 第 3 部分:卫生监督监测与评价 | 2012/9/1 |
| 56 | WS 374.4-2012 | 卫生管理基本数据集 第 4 部分:卫生监督机构与人员 | 2012/9/1 |
| 57 | WS 375.1-2012 | 疾病控制基本数据集 第 1 部分:艾滋病综合防治 | 2012/9/1 |
| 58 | WS 375.2-2012 | 疾病控制基本数据集 第 2 部分:血吸虫病患者管理 | 2012/9/1 |
| 59 | WS 375.3-2012 | 疾病控制基本数据集 第 3 部分:慢性丝虫病患者管理 | 2012/9/1 |
| 60 | WS 375.4-2012 | 疾病控制基本数据集 第 4 部分:职业病报告 | 2012/9/1 |
| 61 | WS 375.5-2012 | 疾病控制基本数据集 第 5 部分:职业性健康监护 | 2012/9/1 |
| 62 | WS 375.6-2012 | 疾病控制基本数据集 第 6 部分:伤害监测报告 | 2012/9/1 |
| 63 | WS 375.7-2012 | 疾病控制基本数据集 第 7 部分:农药中毒报告 | 2012/9/1 |
| 64 | WS 375.8-2012 | 疾病控制基本数据集 第 8 部分:行为危险因素监测 | 2012/9/1 |
| 65 | WS 375.9-2012 | 疾病控制基本数据集 第 9 部分:死亡医学证明 | 2012/9/1 |
| 66 | WS 375.10-2012 | 疾病控制基本数据集 第 10 部分:传染病报告 | 2012/12/1 |
| 67 | WS 375.11-2012 | 疾病控制基本数据集 第 11 部分:结核病报告 | 2012/12/1 |
| 68 | WS 375.12-2012 | 疾病控制基本数据集 第 12 部分:预防接种 | 2012/12/1 |

| 序号 | 标准编号 | 标准名称 | 实施日期 |
|---|---|---|---|
| 69 | WS 375.13-2017 | 疾病控制基本数据集 第13部分:职业病危害因素监测 | 2017/12/1 |
| 70 | WS 375.14-2016 | 疾病控制基本数据集 第14部分:学校缺勤缺课监测报告 | 2016/12/15 |
| 71 | WS 375.15-2016 | 疾病控制基本数据集 第15部分:托幼机构缺勤监测报告 | 2016/12/15 |
| 72 | WS 375.18-2016 | 疾病控制基本数据集 第18部分:疑似预防接种异常反应报告 | 2017/6/1 |
| 73 | WS 375.19-2016 | 疾病控制基本数据集 第19部分:疫苗管理 | 2017/6/1 |
| 74 | WS 375.20-2016 | 疾病控制基本数据集 第20部分:脑卒中登记报告 | 2017/6/1 |
| 75 | WS 375.21-2016 | 疾病控制基本数据集 第21部分:脑卒中患者管理 | 2017/6/1 |
| 76 | WS 375.22-2016 | 疾病控制基本数据集 第22部分:宫颈癌筛查登记 | 2017/6/1 |
| 77 | WS 375.23-2016 | 疾病控制基本数据集 第23部分:大肠癌筛查登记 | 2017/6/1 |
| 78 | WS 376.1-2013 | 儿童保健基本数据集 第1部分:出生医学证明 | 2014/5/1 |
| 79 | WS 376.2-2013 | 儿童保健基本数据集 第2部分:儿童健康体检 | 2014/5/1 |
| 80 | WS 376.3-2013 | 儿童保健基本数据集 第3部分:新生儿疾病筛查 | 2014/5/1 |
| 81 | WS 376.4-2013 | 儿童保健基本数据集 第4部分:营养性疾病儿童管理 | 2014/5/1 |
| 82 | WS 376.5-2013 | 儿童保健基本数据集 第5部分:5岁以下儿童死亡报告 | 2014/5/1 |
| 83 | WS 377.1-2013 | 妇女保健基本数据集 第1部分:婚前保健服务 | 2014/5/1 |
| 84 | WS 377.2-2013 | 妇女保健基本数据集 第2部分:妇女常见病筛查 | 2014/5/1 |
| 85 | WS 377.3-2013 | 妇女保健基本数据集 第3部分:计划生育技术服务 | 2014/5/1 |
| 86 | WS 377.4-2013 | 妇女保健基本数据集 第4部分:孕产期保健服务与高危管理 | 2014/5/1 |
| 87 | WS 377.5-2013 | 妇女保健基本数据集 第5部分:产前筛查与诊断 | 2014/5/1 |
| 88 | WS 377.6-2013 | 妇女保健基本数据集 第6部分:出生缺陷监测 | 2014/5/1 |

| 序号 | 标准编号 | 标准名称 | 实施日期 |
|---|---|---|---|
| 89 | WS 377.7-2013 | 妇女保健基本数据集 第 7 部分:孕产妇死亡报告 | 2014/5/1 |
| 90 | WS 377.8-2020 | 妇女保健基本数据集 第 8 部分:孕前优生健康检查 | 2020/10/1 |
| 91 | WS 445.1-2014 | 电子病历基本数据集 第 1 部分:病历概要 | 2014/10/1 |
| 92 | WS 445.2-2014 | 电子病历基本数据集 第 2 部分:门(急)诊病历 | 2014/10/1 |
| 93 | WS 445.3-2014 | 电子病历基本数据集 第 3 部分:门(急)诊处方 | 2014/10/1 |
| 94 | WS 445.4-2014 | 电子病历基本数据集 第 4 部分:检查检验记录 | 2014/10/1 |
| 95 | WS 445.5-2014 | 电子病历基本数据集 第 5 部分:一般治疗处置记录 | 2014/10/1 |
| 96 | WS 445.6-2014 | 电子病历基本数据集 第 6 部分:助产记录 | 2014/10/1 |
| 97 | WS 445.7-2014 | 电子病历基本数据集 第 7 部分:护理操作记录 | 2014/10/1 |
| 98 | WS 445.8-2014 | 电子病历基本数据集 第 8 部分:护理评估与计划 | 2014/10/1 |
| 99 | WS 445.9-2014 | 电子病历基本数据集 第 9 部分:知情告知信息 | 2014/10/1 |
| 100 | WS 445.10-2014 | 电子病历基本数据集 第 10 部分:住院病案首页 | 2014/10/1 |
| 101 | WS 445.11-2014 | 电子病历基本数据集 第 11 部分:中医住院病案首页 | 2014/10/1 |
| 102 | WS 445.12-2014 | 电子病历基本数据集 第 12 部分:入院记录 | 2014/10/1 |
| 103 | WS 445.13-2014 | 电子病历基本数据集 第 13 部分:住院病程记录 | 2014/10/1 |
| 104 | WS 445.14-2014 | 电子病历基本数据集 第 14 部分:住院医嘱 | 2014/10/1 |
| 105 | WS 445.15-2014 | 电子病历基本数据集 第 15 部分:出院小结 | 2014/10/1 |
| 106 | WS 445.16-2014 | 电子病历基本数据集 第 16 部分:转诊(院)记录 | 2014/10/1 |
| 107 | WS 445.17-2014 | 电子病历基本数据集 第 17 部分:医疗机构信息 | 2014/10/1 |
| 108 | WS 446-2014 | 居民健康档案医学检验项目常用代码 | 2014/10/1 |
| 109 | WS/T 447-2014 | 基于电子病历的医院信息平台技术规范 | 2014/10/1 |
| 110 | WS/T 448-2014 | 基于居民健康档案的区域卫生信息平台技术规范 | 2014/10/1 |
| 111 | WS/T 449-2014 | 慢性病监测信息系统基本功能规范 | 2014/10/1 |
| 112 | WS/T 450-2014 | 新型农村合作医疗管理信息系统基本功能规范 | 2014/10/1 |
| 113 | WS/T 451-2014 | 院前医疗急救指挥信息系统基本功能规范 | 2014/10/1 |
| 114 | WS/T 452-2014 | 卫生监督业务信息系统基本功能规范 | 2014/10/1 |

| 序号 | 标准编号 | 标准名称 | 实施日期 |
|------|----------|----------|----------|
| 115 | WS/T 482-2016 | 卫生信息共享文档编制规范 | 2016/12/15 |
| 116 | WS/T 483.1-2016 | 健康档案共享文档规范 第1部分:个人基本健康信息登记 | 2016/12/15 |
| 117 | WS/T 483.2-2016 | 健康档案共享文档规范 第2部分:出生医学证明 | 2016/12/15 |
| 118 | WS/T 483.3-2016 | 健康档案共享文档规范 第3部分:新生儿家庭访视 | 2016/12/15 |
| 119 | WS/T 483.4-2016 | 健康档案共享文档规范 第4部分:儿童健康体检 | 2016/12/15 |
| 120 | WS/T 483.5-2016 | 健康档案共享文档规范 第5部分:首次产前随访服务 | 2016/12/15 |
| 121 | WS/T 483.6-2016 | 健康档案共享文档规范 第6部分:产前随访服务 | 2016/12/15 |
| 122 | WS/T 483.7-2016 | 健康档案共享文档规范 第7部分:产后访视 | 2016/12/15 |
| 123 | WS/T 483.8-2016 | 健康档案共享文档规范 第8部分:产后42天健康检查 | 2016/12/15 |
| 124 | WS/T 483.9-2016 | 健康档案共享文档规范 第9部分:预防接种报告 | 2016/12/15 |
| 125 | WS/T 483.11-2016 | 健康档案共享文档规范 第11部分:死亡医学证明 | 2016/12/15 |
| 126 | WS/T 483.12-2016 | 健康档案共享文档规范 第12部分:高血压患者随访服务 | 2016/12/15 |
| 127 | WS/T 483.13-2016 | 健康档案共享文档规范 第13部分:2型糖尿病患者随访服务 | 2016/12/15 |
| 128 | WS/T 483.14-2016 | 健康档案共享文档规范 第14部分:重性精神疾病患者个人信息登记 | 2016/12/15 |
| 129 | WS/T 483.15-2016 | 健康档案共享文档规范 第15部分:重性精神疾病患者随访服务 | 2016/12/15 |
| 130 | WS/T 483.16-2016 | 健康档案共享文档规范 第16部分:成人健康体检 | 2016/12/15 |
| 131 | WS/T 483.17-2016 | 健康档案共享文档规范 第17部分:门诊摘要 | 2016/12/15 |
| 132 | WS/T 483.18-2016 | 健康档案共享文档规范 第18部分:住院摘要 | 2016/12/15 |
| 133 | WS/T 483.19-2016 | 健康档案共享文档规范 第19部分:会诊记录 | 2016/12/15 |
| 134 | WS/T 483.20-2016 | 健康档案共享文档规范 第20部分:转诊(院)记录 | 2016/12/15 |
| 135 | WS/T 500.1-2016 | 电子病历共享文档规范 第1部分:病历概要 | 2017/2/1 |

| 序号 | 标准编号 | 标准名称 | 实施日期 |
|---|---|---|---|
| 136 | WS/T 500.2-2016 | 电子病历共享文档规范 第2部分:门(急)诊病历 | 2017/2/1 |
| 137 | WS/T 500.3-2016 | 电子病历共享文档规范 第3部分:急诊留观病历 | 2017/2/1 |
| 138 | WS/T 500.4-2016 | 电子病历共享文档规范 第4部分:西药处方 | 2017/2/1 |
| 139 | WS/T 500.5-2016 | 电子病历共享文档规范 第5部分:中药处方 | 2017/2/1 |
| 140 | WS/T 500.6-2016 | 电子病历共享文档规范 第6部分:检查报告 | 2017/2/1 |
| 141 | WS/T 500.7-2016 | 电子病历共享文档规范 第7部分:检验报告 | 2017/2/1 |
| 142 | WS/T 500.8-2016 | 电子病历共享文档规范 第8部分:治疗记录 | 2017/2/1 |
| 143 | WS/T 500.9-2016 | 电子病历共享文档规范 第9部分:一般手术记录 | 2017/2/1 |
| 144 | WS/T 500.10-2016 | 电子病历共享文档规范 第10部分:麻醉术前访视记录 | 2017/2/1 |
| 145 | WS/T 500.11-2016 | 电子病历共享文档规范 第11部分:麻醉记录 | 2017/2/1 |
| 146 | WS/T 500.12-2016 | 电子病历共享文档规范 第12部分:麻醉术后访视记录 | 2017/2/1 |
| 147 | WS/T 500.13-2016 | 电子病历共享文档规范 第13部分:输血记录 | 2017/2/1 |
| 148 | WS/T 500.14-2016 | 电子病历共享文档规范 第14部分:待产记录 | 2017/2/1 |
| 149 | WS/T 500.15-2016 | 电子病历共享文档规范 第15部分:阴道分娩记录 | 2017/2/1 |
| 150 | WS/T 500.16-2016 | 电子病历共享文档规范 第16部分:剖宫产记录 | 2017/2/1 |
| 151 | WS/T 500.17-2016 | 电子病历共享文档规范 第17部分:一般护理记录 | 2017/2/1 |
| 152 | WS/T 500.18-2016 | 电子病历共享文档规范 第18部分:病重(病危)护理记录 | 2017/2/1 |
| 153 | WS/T 500.19-2016 | 电子病历共享文档规范 第19部分:手术护理记录 | 2017/2/1 |
| 154 | WS/T 500.20-2016 | 电子病历共享文档规范 第20部分:生命体征测量记录 | 2017/2/1 |
| 155 | WS/T 500.21-2016 | 电子病历共享文档规范 第21部分:出入量记录 | 2017/2/1 |
| 156 | WS/T 500.22-2016 | 电子病历共享文档规范 第22部分:高值耗材使用记录 | 2017/2/1 |

| 序号 | 标准编号 | 标准名称 | 实施日期 |
|---|---|---|---|
| 157 | WS/T 500.23-2016 | 电子病历共享文档规范 第23部分:入院评估 | 2017/2/1 |
| 158 | WS/T 500.24-2016 | 电子病历共享文档规范 第24部分:护理计划 | 2017/2/1 |
| 159 | WS/T 500.25-2016 | 电子病历共享文档规范 第25部分:出院评估与指导 | 2017/2/1 |
| 160 | WS/T 500.26-2016 | 电子病历共享文档规范 第26部分:手术知情同意书 | 2017/2/1 |
| 161 | WS/T 500.27-2016 | 电子病历共享文档规范 第27部分:麻醉知情同意书 | 2017/2/1 |
| 162 | WS/T 500.28-2016 | 电子病历共享文档规范 第28部分:输血治疗同意书 | 2017/2/1 |
| 163 | WS/T 500.29-2016 | 电子病历共享文档规范 第29部分:特殊检查及特殊治疗同意书 | 2017/2/1 |
| 164 | WS/T 500.30-2016 | 电子病历共享文档规范 第30部分:病危(重)通知书 | 2017/2/1 |
| 165 | WS/T 500.31-2016 | 电子病历共享文档规范 第31部分:其他知情同意书 | 2017/2/1 |
| 166 | WS/T 500.32-2016 | 电子病历共享文档规范 第32部分:住院病案首页 | 2017/2/1 |
| 167 | WS/T 500.33-2016 | 电子病历共享文档规范 第33部分:中医住院病案首页 | 2017/2/1 |
| 168 | WS/T 500.34-2016 | 电子病历共享文档规范 第34部分:入院记录 | 2017/2/1 |
| 169 | WS/T 500.35-2016 | 电子病历共享文档规范 第35部分:24小时内入出院记录 | 2017/2/1 |
| 170 | WS/T 500.36-2016 | 电子病历共享文档规范 第36部分:24小时内入院死亡记录 | 2017/2/1 |
| 171 | WS/T 500.37-2016 | 电子病历共享文档规范 第37部分:住院病程记录 首次病程记录 | 2017/2/1 |
| 172 | WS/T 500.38-2016 | 电子病历共享文档规范 第38部分:住院病程记录 日常病程记录 | 2017/2/1 |
| 173 | WS/T 500.39-2016 | 电子病历共享文档规范 第39部分:住院病程记录 上级医师查房记录 | 2017/2/1 |

| 序号 | 标准编号 | 标准名称 | 实施日期 |
|---|---|---|---|
| 174 | WS/T 500.40-2016 | 电子病历共享文档规范 第40部分:住院病程记录 疑难病例讨论记录 | 2017/2/1 |
| 175 | WS/T 500.41-2016 | 电子病历共享文档规范 第41部分:住院病程记录 交接班记录 | 2017/2/1 |
| 176 | WS/T 500.42-2016 | 电子病历共享文档规范 第42部分:住院病程记录 转科记录 | 2017/2/1 |
| 177 | WS/T 500.43-2016 | 电子病历共享文档规范 第43部分:住院病程记录 阶段小结 | 2017/2/1 |
| 178 | WS/T 500.44-2016 | 电子病历共享文档规范 第44部分:住院病程记录 抢救记录 | 2017/2/1 |
| 179 | WS/T 500.45-2016 | 电子病历共享文档规范 第45部分:住院病程记录 会诊记录 | 2017/2/1 |
| 180 | WS/T 500.46-2016 | 电子病历共享文档规范 第46部分:住院病程记录 术前小结 | 2017/2/1 |
| 181 | WS/T 500.47-2016 | 电子病历共享文档规范 第47部分:住院病程记录 术前讨论 | 2017/2/1 |
| 182 | WS/T 500.48-2016 | 电子病历共享文档规范 第48部分:住院病程记录 术后首次病程记录 | 2017/2/1 |
| 183 | WS/T 500.49-2016 | 电子病历共享文档规范 第49部分:住院病程记录 出院记录 | 2017/2/1 |
| 184 | WS/T 500.50-2016 | 电子病历共享文档规范 第50部分:住院病程记录 死亡记录 | 2017/2/1 |
| 185 | WS/T 500.51-2016 | 电子病历共享文档规范 第51部分:住院病程记录 死亡病例讨论记录 | 2017/2/1 |
| 186 | WS/T 500.52-2016 | 电子病历共享文档规范 第52部分:住院医嘱 | 2017/2/1 |
| 187 | WS/T 500.53-2016 | 电子病历共享文档规范 第53部分:出院小结 | 2017/2/1 |
| 188 | WS/T 501-2016 | 电子病历与医院信息平台标准符合性测试规范 | 2017/2/1 |
| 189 | WS/T 502-2016 | 电子健康档案与区域卫生信息平台标准符合性测试规范 | 2017/2/1 |
| 190 | WS/T 517-2016 | 基层医疗卫生信息系统基本功能规范 | 2017/2/1 |
| 191 | WS/T 526-2016 | 妇幼保健服务信息系统基本功能规范 | 2017/2/1 |
| 192 | WS/T 529-2016 | 远程医疗信息系统基本功能规范 | 2017/6/1 |

| 序号 | 标准编号 | 标准名称 | 实施日期 |
|---|---|---|---|
| 193 | WS 537-2017 | 居民健康卡数据集 | 2017/12/1 |
| 194 | WS 538-2017 | 医学数字影像通信基本数据集 | 2017/12/1 |
| 195 | WS 539-2017 | 远程医疗信息基本数据集 | 2017/12/1 |
| 196 | WS 540-2017 | 继续医学教育管理基本数据集 | 2017/12/1 |
| 197 | WS 541-2017 | 新型农村合作医疗基本数据集 | 2017/12/1 |
| 198 | WS 542-2017 | 院前医疗急救基本数据集 | 2017/12/1 |
| 199 | WS/T 543.1-2017 | 居民健康卡技术规范 第1部分:总则 | 2017/12/1 |
| 200 | WS/T 543.2-2017 | 居民健康卡技术规范 第2部分:用户卡技术规范 | 2017/12/1 |
| 201 | WS/T 543.3-2017 | 居民健康卡技术规范 第3部分:用户卡应用规范 | 2017/12/1 |
| 202 | WS/T 543.4-2017 | 居民健康卡技术规范 第4部分:用户卡命令集 | 2017/12/1 |
| 203 | WS/T 543.5-2017 | 居民健康卡技术规范 第5部分:终端技术规范 | 2017/12/1 |
| 204 | WS/T 543.6-2017 | 居民健康卡技术规范 第6部分:用户卡及终端产品检测规范 | 2017/12/1 |
| 205 | WS/T 544-2017 | 医学数字影像中文封装与通信规范 | 2017/12/1 |
| 206 | WS/T 545-2017 | 远程医疗信息系统技术规范 | 2017/12/1 |
| 207 | WS/T 546-2017 | 远程医疗信息系统与统一通信平台交互规范 | 2017/12/1 |
| 208 | WS/T 547-2017 | 医院感染管理信息系统基本功能规范 | 2017/12/1 |
| 209 | WS/T 548-2017 | 医学数字影像通信(DICOM)中文标准符合性测试规范 | 2017/12/1 |
| 210 | WS/T 596-2018 | 人口死亡登记信息系统基本功能规范 | 2018/10/1 |
| 211 | WS/T 597-2018 | 医学数字影像虚拟打印信息交互规范 | 2018/10/1 |
| 212 | WS/T 598.1-2018 | 卫生统计指标 第1部分:总则 | 2018/10/1 |
| 213 | WS/T 598.2-2018 | 卫生统计指标 第2部分:居民健康状况 | 2018/10/1 |
| 214 | WS/T 598.3-2018 | 卫生统计指标 第3部分:健康影响因素状况 | 2018/10/1 |
| 215 | WS/T 598.4-2018 | 卫生统计指标 第4部分:疾病控制 | 2018/10/1 |
| 216 | WS/T 598.5-2018 | 卫生统计指标 第5部分:妇幼保健 | 2018/10/1 |
| 217 | WS/T 598.6-2018 | 卫生统计指标 第6部分:卫生监督 | 2018/10/1 |
| 218 | WS/T 598.7-2018 | 卫生统计指标 第7部分:医疗服务 | 2018/10/1 |
| 219 | WS/T 598.8-2018 | 卫生统计指标 第8部分:药品与卫生材料供应保障 | 2018/10/1 |
| 220 | WS/T 598.9-2018 | 卫生统计指标 第9部分:卫生资源 | 2018/10/1 |

续表

| 序号 | 标准编号 | 标准名称 | 实施日期 |
|---|---|---|---|
| 221 | WS 599.1-2018 | 医院人财物运营管理基本数据集 第1部分:医院人力资源管理 | 2018/10/1 |
| 222 | WS 599.2-2018 | 医院人财物运营管理基本数据集 第2部分:医院财务与成本核算管理 | 2018/10/1 |
| 223 | WS 599.3-2018 | 医院人财物运营管理基本数据集 第3部分:医院物资管理 | 2018/10/1 |
| 224 | WS 599.4-2018 | 医院人财物运营管理基本数据 第4部分:医院固定资产管理 | 2018/10/1 |
| 225 | WS 670-2021 | 医疗机构感染监测基本数据集 | 2021/10/1 |
| 226 | WS/T 671-2020 | 国家卫生与人口信息数据字典 | 2020/12/1 |
| 227 | WS/T 672-2020 | 国家卫生与人口信息概念数据模型 | 2020/12/1 |
| 228 | WS/T 681-2020 | 卫生信息标识体系 对象标识符注册管理规程 | 2020/12/20 |
| 229 | WS/T 682-2020 | 卫生信息标识体系 对象标识符编号结构与基本规则 | 2020/12/20 |
| 230 | WS/T 778-2021 | 药品采购使用管理分类代码与标识码 | 2021/10/1 |
| 231 | WS/T 786-2021 | 单采血浆信息系统基本功能标准 | 2021/8/31 |
| 232 | WS/T 787-2021 | 国家卫生信息资源分类与编码管理规范 | 2022/4/1 |
| 233 | WS/T 788-2021 | 国家卫生信息资源使用管理规范 | 2022/4/1 |
| 234 | WS/T 789-2021 | 血液产品标签与标识代码标准 | 2022/4/1 |
| 235 | WS/T 790.1-2021 | 区域卫生信息平台交互标准 第1部分:总则 | 2022/4/1 |
| 236 | WS/T 790.2-2021 | 区域卫生信息平台交互标准 第2部分:时间一致性服务 | 2022/4/1 |
| 237 | WS/T 790.3-2021 | 区域卫生信息平台交互标准 第3部分:节点验证服务 | 2022/4/1 |
| 238 | WS/T 790.4-2021 | 区域卫生信息平台交互标准 第4部分:安全审计服务 | 2022/4/1 |
| 239 | WS/T 790.5-2021 | 区域卫生信息平台交互标准 第5部分:基础通知服务 | 2022/4/1 |
| 240 | WS/T 790.6-2021 | 区域卫生信息平台交互标准 第6部分:居民注册服务 | 2022/4/1 |
| 241 | WS/T 790.7-2021 | 区域卫生信息平台交互标准 第7部分:医疗卫生机构注册服务 | 2022/4/1 |

| 序号 | 标准编号 | 标准名称 | 实施日期 |
|---|---|---|---|
| 242 | WS/T 790.8-2021 | 区域卫生信息平台交互标准 第8部分:医疗卫生人员注册服务 | 2022/4/1 |
| 243 | WS/T 790.9-2021 | 区域卫生信息平台交互标准 第9部分:术语注册服务 | 2022/4/1 |
| 244 | WS/T 790.10-2021 | 区域卫生信息平台交互标准 第10部分:健康档案存储服务 | 2022/4/1 |
| 245 | WS/T 790.11-2021 | 区域卫生信息平台交互标准 第11部分:健康档案管理服务 | 2022/4/1 |
| 246 | WS/T 790.12-2021 | 区域卫生信息平台交互标准 第12部分:健康档案采集服务 | 2022/4/1 |
| 247 | WS/T 790.13-2021 | 区域卫生信息平台交互标准 第13部分:健康档案调阅服务 | 2022/4/1 |
| 248 | WS/T 790.14-2021 | 区域卫生信息平台交互标准 第14部分:文档订阅发布服务 | 2022/4/1 |
| 249 | WS/T 790.15-2021 | 区域卫生信息平台交互标准 第15部分:预约挂号服务 | 2022/4/1 |
| 250 | WS/T 790.16-2021 | 区域卫生信息平台交互标准 第16部分:双向转诊服务 | 2022/4/1 |
| 251 | WS/T 790.17-2021 | 区域卫生信息平台交互标准 第17部分:签约服务 | 2022/4/1 |
| 252 | WS/T 790.18-2021 | 区域卫生信息平台交互标准 第18部分:提醒服务 | 2022/4/1 |

# 第四节 地 方 标 准

数字健康既关乎人民健康,也关乎经济发展,因此推进与数字健康相关的基础建设成为各地高度重视的一项事务。部分地市早已开展互联网医疗、智慧医院等落地项目,也在实践基础上提出了多项数字健康相关的标准,本书仅对部分代表性标准进行简单描述。

## 一、安徽省

在数字健康方面,安徽省着力于持续推进智慧医院建设和完善建设标准,近2年发布了多项智慧医院方面的标准,如 2021 年批准的 DB34/T 4011-2021《智慧医院建设指南》,确立了智慧医院的建设目标,并规定了智慧医院信息系统、智能设备、基础设施和安全体系的建设内容,可以指导医疗机构制定智慧医院规划、开展智慧医院建设。

2022 年,在安徽省卫生健康委员会和安徽省市场监督管理局的支持下,DB34/T 4242-2022《智慧医院医用耗材 SPD 建设指南》和 DB34/T 4243-2022《智慧医院医用耗材 SPD 验收规范》2 项地方标准由安徽省市场监督管理局正式发布,填补了安徽省智慧医院医用耗材 SPD 领域的标准空白,可以更好地规范和指导安徽省智慧医院医用耗材 SPD 的建设和验收,为提高安徽省医疗机构的工作效率、提升医疗服务质量、加快推动安徽省医疗机构医用耗材 SPD 高质量发展具有重要作用和意义[1]。

同时,安徽省还关注养老问题,发布了 DB34/T 4178-2022《智慧健康养老 居家老年人信息采集规范》和 DB34/T 4177-2022《智慧健康养老协同服务平台 运营指南》2 项地方标准,前者规定了居家老人信息采集的基本要求、采集对象、采集内容、采集要求和数据处理以指导居家老年人健康养老信息的采集工作,后者面向智慧健康养老协同服务平台的运营规定了服务平台的人员、场地、设施设备、运营维护、数据安全、评价与改进等。

此外,在 2021 年安徽省还发布了 DB34/T 1923-2021《医疗建筑智能化系统技术标准》,适用于新建、改建和扩建的医疗建筑智能化系统工程的设计、施工、验收与运维。

## 二、江苏省

江苏省较多关注数据共享,2020 年发布了 DB32/T 3831.1-2020《妇幼健康信息平台共享数据集应用规范 第 1 部分:孕产妇保健》和 DB32/T 3831.2-2020《妇幼健康信息平台共享数据集应用规范 第 2 部分:儿童保健》2 个地方标准,规定了孕产妇保健基本信息和儿童保健信息的数据集元数据属性和数据元属性。

---

[1] https://www.cn-healthcare.com/article/20220802/content-571816.html.

2021 年发布了 DB32/T 4154-2021《互联网医疗平台基本数据集规范》和 DB32/T 4155-2021《全民健康信息平台共享数据集规范》系列标准。其中,《互联网医疗平台基本数据集规范》规定了互联网医疗平台的数据集元数据属性和数据元属性。《全民健康信息平台共享数据集规范》包含 11 个部分,分别对基本健康档案、慢病管理、老年保健管理、家医签约、医疗住院、医疗检验检查、医疗门诊、治疗输血、耗材收费、医疗质控和药品耗材进出 11 种信息的数据集元数据属性和数据元属性进行了规定。

此外,江苏省还发布了 DB32/T 3548-2019《医疗机构医疗废物在线追溯管理信息系统建设指南》、DB32/T 3769-2020《医疗器械网络信息安全基本要求》和 DB32/T 4008-2021《医疗卫生信用信息归集规范》。

《医疗机构医疗废物在线追溯管理信息系统建设指南》规定了医疗废物在线追溯管理信息系统基本要求、系统功能、数据管理、安全保障等内容。

《医疗器械网络信息安全基本要求》适用于具有网络连接功能以进行电子数据交换或远程控制的医疗器械产品,其中网络包括无线网络和有线网络,电子数据交换包括单向数据传输和双向数据传输,远程控制包括实时控制和非实时控制;也适用于采用存储媒介以进行电子数据交换的医疗器械产品,其中存储媒介包括但不限于光盘、移动硬盘和 U 盘。

《医疗卫生信用信息归集规范》规定了医疗卫生信用信息的术语和定义、总体要求、信用主体基础信息、正面信息、负面信息和黑名单信息,适用于对医疗卫生领域信用主体信用信息的归集和评价等。

## 三、浙江省

浙江省在 2011 年发布了《卫生数据共享访问接口技术规范》,包括 DB33/T 854.1-2011《卫生数据共享访问接口技术规范 第 1 部分:电子病历数据传输》和 DB33/T 854.2-2011《卫生数据共享访问接口技术规范 第 2 部分:电子健康档案数据传输》2 个部分,分别规定了卫生信息平台(数据中心)与各个系统之间电子病历数据和电子健康档案数据传输的标准代码、数据结构和传输方式,可供各医疗机构的卫生信息系统参照使用。

此外,2014 年和 2021 年发布了 6 个关于血液信息系统建设的规范。

DB33/T 918.1-2014《血液信息系统基本建设规范 第 1 部分:血站信息系统基本功能规范》规定了血站信息系统在血液采集、制备、供应等采供血和相关服务过程中的基本功能要求,适用于血站业务信息系统的研发、实施与评价; DB33/T 918.2-2014《血液信息系统基本建设规范 第 2 部分:血站信息系统基本数据集》规定了血站信息系统基本数据集的内容范围和数据元及其值域代码,适用于血站信息系统开发、实施与应用;DB33/T 918.3-2021《血液信息系统基本建设规范 第 3 部分:医疗机构临床用血管理信息系统基本功能规范》规定了临床用血全过程信息化管理基本功能要求,适用于各级各类医疗机构临床用血管理信息系统的研发与实施;DB33/T 918.4-2021《血液信息系统基本建设规范 第 4 部分:血站与医院信息共享基本数据集》规定了血站与医院之间信息共享基本数据集的元数据属性和数据元目录,适用于血站与医院之间的信息共享; DB33/T 918.5-2021《血液信息系统基本建设规范 第 5 部分:单采血浆站管理信息系统基本功能规范》规定了单采血浆站在运行、管理与监督过程中信息系统的基本要求,适用于单采血浆站业务和管理信息系统的研发、实施和评价;DB33/T 918.6-2021《血液信息系统基本建设规范 第 6 部分:血站与单采血浆站信息共享基本数据集》规定了血站与单采血浆站之间数据交换基本数据集的内容范围和数据元及其值域代码,适用于血站与单采血浆站之间的信息共享。

**四、福建省**

福建省政府聚焦互联网医院建设,2019 年 12 月公布了《福建省"互联网＋医疗健康"示范省建设实施方案》,旨在加快推进"互联网＋医疗健康"示范省建设,将信息便民惠民政策措施落实、落细、落地[1]。2020 年 7 月 9 日,福建省福州市首张区域互联网医院线上处方在福州市中医院开出。这意味着,由福州市卫生健康委员会搭建的福州市区域互联网医院服务平台正式上线。该服务平台是全国首个基于健康医疗大数据打造的区域互联网医院服务平台[2]。

基于此实践,福建省 2021 年 12 月发布了 DB35/T 2046-2021《公立医疗机构互联网医院建设规范》,对公立医疗机构互联网医院的应用功能规划、业务流程设计、信息网络建设、系统运维与质控等进行了说明,可为公立医疗机构互联网医院的建设、运维,以及非公立医疗机构互联网医院的建设提供参考。

**五、重庆市**

重庆市关注医疗物联网,2016 年出台了 4 项关于远程监控业务的标准。其

---

[1] https://wjw.fujian.gov.cn/xxgk/gzdt/mtbd/201912/t20191220_5165997.htm.

[2] http://fj.sina.com.cn/news/m/2020-07-10/detail-iirczymm1520430.shtml.

中,DB50/T 712.1-2016《医疗物联网远程监控业务 第 1 部分:平台功能》规定了医疗物联网远程监控业务平台的总体功能,包括远程监控业务管理平台架构、业务要求及流程、平台管理模块功能要求、业务管理模块功能要求、平台安全性要求及平台可靠性要求,适用于医疗物联网远程监控业务平台的建设;DB50/T 712.2-2016《医疗物联网远程监控业务 第 2 部分:终端基本要求》规定了医疗物联网远程监控业务终端设备的基本要求,包括基础生理数据监控设备、医疗影像监控设备、患者就医流程跟踪设备、区域环境监控设备和资料监控设备,适用于医疗物联网终端和医疗物联网节点的设计与开发;DB50/T 712.3-2016《医疗物联网远程监控业务 第 3 部分:数据采集》规定了医疗物联网远程监控业务的数据采集类型,规范了医疗物联网远程监控业务中数据信息的一致性和规范性,适用于医疗物联网远程监控业务数据采集部分的设计及实现;DB50/T 712.4-2016《医疗物联网远程监控业务 第 4 部分:通信接口和应用层协议》规定了医疗物联网远程监控业务总体框架,并遵照逻辑分层给出了医疗物联网在每个逻辑层次上所包含的内容,并在架构图的基础上规定了各个逻辑分层之间的通信接口及其应用层协议要求,适用于医疗物联网远程监控业务接口协议的制定及开发。

**六、其他省、市**

北京市制定有 DB11/T 1238-2015《健康体检体征数据元规范》、DB11/T 1290-2015《居民健康档案基本数据集》、DB11/T 1966-2022《中小学生健康监测技术要求》;上海市也关注了血站信息系统,制定了 DB31/T 561-2011《血站信息系统确认规范》,另外还关注医疗保险信息系统,拟定了 DB31/T 905-2015《医疗保险信息系统建设与运行规范》;山西省发布有 DB14/T 1906—2019《社区老年人健康档案技术要求》和 DB14/T 1893—2019《养老机构老年人健康档案技术要求》;四川省制定了 DB51/T 2544-2018《虚拟现实技术在心理健康领域应用指导规范》,规定了虚拟现实技术在心理健康领域的应用服务模型及分类,给出了虚拟现实技术应用基本要求、使用操作流程及评价,可为心理健康领域的组织机构和从业者选择、应用虚拟现实技术产品和服务提供参考。

# 第五节　团　体　标　准

近年来,健康中国战略积极推进,卫生信息标准与智慧医疗健康建设进程加快,国家大力提倡将医疗卫生信息资源进行充分地整合、共享应用、科学化管理,实现数据互联互通,医疗服务便民惠民,提升医疗卫生质量和安全,标准化这个建设方向就已经扎根于整个信息化体系工作中。底层数据结构从非标准化向标准化改进、完善,在提升数据集成能力的同时,拓展管理、临床、患者等多个维度的标准化建设与服务[1]。

## 一、中国卫生信息与健康医疗大数据学会

2017—2021 年,中国卫生信息与健康医疗大数据学会[2](chinese medical information and big data association,CHMIA)发布了 55 项卫生信息团体标准,如表 3-11 所示。这些标准包括手术、操作分类与代码,健康体检基本项目数据集,自测问卷基本数据集,报告首页基本数据集,颈动脉超声检查基本数据集,专科电子病历数据集编制规范,以及高血压和脑血管病的专科电子病历数据集标准,医疗健康物联网环境中的人体感知信息融合模型和一系列感知设备的通信数据命名表,人类基因测序原始数据汇交元数据标准和组学样本处理与数据分析标准,区域医疗质量监管系统功能规范和基于区域卫生信息平台的妇幼健康信息系统技术规范,医学数字影像通信唯一标识符规范和医学影像设备检查部位分类代码标准,以及健康医疗大数据资源目录体系,中国肿瘤登记数据集标准,新型冠状病毒肺炎基本数据集,卫生计生监督手持执法设备软件功能规范等。

其中,健康医疗大数据资源目录体系包括 5 个部分。第一部分规定了健康医疗大数据资源目录体系的总体框架、目录服务形式和流程,描述了总体结构、基本功能、工作流程及各部分之间的关系。其余 4 个部分分别规定了目录管理系统建设的基本技术要求、资源分类体系和内容、描述健康医疗大数据信息资源

---

[1]　https://www.xy3yy.com/news/zhxw/14251.html.

[2]　https://baijiahao.baidu.com/s? id=1721436385084922851&wfr=spider&for=pc.

特征所需的基本元数据及其表示方式,以及健康医疗大数据资源标识符的编号结构、基本规则、注册管理架构及流程等。

表 3-11　中国卫生信息与健康医疗大数据学会团体标准

| 序号 | 标准编号 | 标准名称 | 公布日期 |
|---|---|---|---|
| 1 | T/CHIA 1-2017 | 手术、操作分类与代码 | 2017/11/10 |
| 2 | T/CHIA 2-2018 | 健康体检基本项目数据集 | 2018/10/19 |
| 3 | T/CHIA 3-2018 | 健康体检自测问卷基本数据集 | 2018/10/19 |
| 4 | T/CHIA 4-2018 | 健康体检报告首页基本数据集 | 2018/10/19 |
| 5 | T/CHIA 5-2018 | 健康体检颈动脉超声检查基本数据集 | 2018/10/19 |
| 6 | T/CHIA 6-2018 | 专科电子病历数据集编制规范 | 2018/10/19 |
| 7 | T/CHIA 7.1-2018 | 高血压专科电子病历数据集 第 1 部分:高血压患者基本信息 | 2018/10/19 |
| 8 | T/CHIA 7.2-2018 | 高血压专科电子病历数据集 第 2 部分:高血压门(急)诊病历 | 2018/10/19 |
| 9 | T/CHIA 7.3-2018 | 高血压专科电子病历数据集 第 3 部分:高血压门(急)诊处方 | 2018/10/19 |
| 10 | T/CHIA 7.4-2018 | 高血压专科电子病历数据集 第 4 部分:高血压急诊留观病历 | 2018/10/19 |
| 11 | T/CHIA 7.5-2018 | 高血压专科电子病历数据集 第 5 部分:高血压检查记录 | 2018/10/19 |
| 12 | T/CHIA 7.6-2018 | 高血压专科电子病历数据集 第 6 部分:高血压检验记录 | 2018/10/19 |
| 13 | T/CHIA 7.7-2018 | 高血压专科电子病历数据集 第 7 部分:高血压护理操作记录 | 2018/10/19 |
| 14 | T/CHIA 7.8-2018 | 高血压专科电子病历数据集 第 8 部分:高血压护理评估与计划记录 | 2018/10/19 |
| 15 | T/CHIA 7.9-2018 | 高血压专科电子病历数据集 第 9 部分:高血压专科住院病案首页 | 2018/10/19 |
| 16 | T/CHIA 7.10-2018 | 高血压专科电子病历数据集 第 10 部分:高血压入院记录 | 2018/10/19 |
| 17 | T/CHIA 7.11-2018 | 高血压专科电子病历数据集 第 11 部分:高血压出院记录 | 2018/10/19 |
| 18 | T/CHIA 7.12-2018 | 高血压专科电子病历数据集 第 12 部分:住院医嘱 | 2018/10/19 |

| 序号 | 标准编号 | 标准名称 | 公布日期 |
|---|---|---|---|
| 19 | T/CHIA 7.13-2018 | 高血压专科电子病历数据集 第13部分:高血压转诊（院）记录 | 2018/10/19 |
| 20 | T/CHIA 7.14-2018 | 高血压专科电子病历数据集 第14部分:医疗机构信息 | 2018/10/19 |
| 21 | T/CHIA 8-2018 | 高血压患者家庭监测健康档案数据集 | 2018/10/19 |
| 22 | T/CHIA 9-2018 | 高血压患者家庭数据监测管理信息系统基本功能规范 | 2018/10/19 |
| 23 | T/CHIA 10-2018 | 卫生计生监督手持执法设备软件功能规范 | 2018/10/19 |
| 24 | T/CHIA 11-2018 | 基于区域卫生信息平台的妇幼健康信息系统技术规范 | 2018/10/19 |
| 25 | T/CHIA 12-2018 | 医学数字影像通信唯一标识符规范 | 2018/10/19 |
| 26 | T/CHIA 13-2018 | 医疗健康物联网 人体感知信息融合模型 | 2018/10/19 |
| 27 | T/CHIA 14.1-2018 | 医疗健康物联网 感知设备通信数据命名表 第1部分:总则 | 2018/10/19 |
| 28 | T/CHIA 14.2-2018 | 医疗健康物联网 感知设备通信数据命名表 第2部分:位置标识 | 2018/10/19 |
| 29 | T/CHIA 14.3-2018 | 医疗健康物联网 感知设备通信数据命名表 第3部分:体温计 | 2018/10/19 |
| 30 | T/CHIA 14.4-2018 | 医疗健康物联网 感知设备通信数据命名表 第4部分:血氧仪 | 2018/10/19 |
| 31 | T/CHIA 14.5-2018 | 医疗健康物联网 感知设备通信数据命名表 第5部分:血压计 | 2018/10/19 |
| 32 | T/CHIA 14.6-2018 | 医疗健康物联网 感知设备通讯数据命名表 第6部分:血糖仪 | 2018/10/19 |
| 33 | T/CHIA 14.7-2018 | 医疗健康物联网 感知设备通信数据命名表 第7部分:能量检测仪 | 2018/10/19 |
| 34 | T/CHIA 15.1-2020 | 新型冠状病毒肺炎基本数据集 第1部分:门诊 | 2020/4/2 |
| 35 | T/CHIA 15.2-2020 | 新型冠状病毒肺炎基本数据集 第2部分:住院 | 2020/4/2 |
| 36 | T/CHIA 15.3-2020 | 新型冠状病毒肺炎基本数据集 第3部分:随访 | 2020/4/2 |
| 37 | T/CHIA 15.4-2020 | 新型冠状病毒肺炎基本数据集 第4部分:临床科研 | 2020/4/2 |
| 38 | T/CHIA 17.1-2020 | 健康医疗大数据资源目录体系 第1部分:总体框架 | 2020/11/16 |
| 39 | T/CHIA 17.2-2020 | 健康医疗大数据资源目录体系 第2部分:技术要求 | 2020/11/16 |
| 40 | T/CHIA 17.3-2020 | 健康医疗大数据资源目录体系 第3部分:基本元数据 | 2020/11/16 |
| 41 | T/CHIA 17.4-2020 | 健康医疗大数据资源目录体系 第4部分:资源分类 | 2020/11/16 |

| 序号 | 标准编号 | 标准名称 | 公布日期 |
|---|---|---|---|
| 42 | T/CHIA 17.5-2020 | 健康医疗大数据资源目录体系 第5部分:资源标识符编码规则 | 2020/11/16 |
| 43 | T/CHIA 18-2021 | 中国肿瘤登记数据集标准 | 2021/7/11 |
| 44 | T/CHIA 19.1-2021 | 脑血管病电子病历数据集标准 第1部分:入院记录 | 2021/7/11 |
| 45 | T/CHIA 19.2-2021 | 脑血管病电子病历数据集标准 第2部分:首次病程记录 | 2021/7/11 |
| 46 | T/CHIA 19.3-2021 | 脑血管病电子病历数据集标准 第3部分:出院小结 | 2021/7/11 |
| 47 | T/CHIA 19.4-2021 | 脑血管病电子病历数据集标准 第4部分:神经系统评价量表 | 2021/7/11 |
| 48 | T/CHIA 20-2021 | 人类基因测序原始数据汇交元数据标准 | 2021/7/11 |
| 49 | T/CHIA 21.1-2021 | 组学样本处理与数据分析标准 第1部分:全基因组测序数据分析 | 2021/7/11 |
| 50 | T/CHIA 21.2-2021 | 组学样本处理与数据分析标准 第2部分:全外显子组测序数据分析 | 2021/7/11 |
| 51 | T/CHIA 21.3-2021 | 组学样本处理与数据分析标准 第3部分:转录组样本处理 | 2021/7/11 |
| 52 | T/CHIA 21.4-2021 | 组学样本处理与数据分析标准 第4部分:转录组文库构建 | 2021/7/11 |
| 53 | T/CHIA 21.5-2021 | 组学样本处理与数据分析标准 第5部分:转录组测序数据分析 | 2021/7/11 |
| 54 | T/CHIA 22-2021 | 区域医疗质量监管系统功能规范 | 2021/7/11 |
| 55 | T/CHIA 23-2021 | 医学影像设备检查部位分类代码标准 | 2021/7/11 |

## 二、中国中医药信息学会

中医药信息化是我国人口健康信息化和中医药事业发展的重要组成部分,是实现中医药振兴发展的重要引擎和技术支撑,也是体现中医药发展水平的重要标志。数字健康是卫生信息化发展的新阶段,因此中医药信息化相关的团体标准也成为数字健康团体标准体系的重要部分。自 2019 年 3 月至 2020 年 10 月,中国中医药信息学会共发布了百余项团体标准,如表 3-12 所示,涵盖以下内容。

（1）最基础的中医药信息化术语。

（2）综合统计信息、护理管理信息、临床路径信息、协同办公信息、医院资源管理、伦理审查信息、绩效考评等各种信息的数据元目录、值域代码及基本数据集。

（3）皮肤科、心血管科、急诊科等各科室电子病历数据集和模板规范。

（4）医院管理信息基本数据集分类、诊断信息分类与代码等的分类标准。

（5）网络直报系统、电子病历系统、移动医疗系统、疾病管理系统、协同办公系统、科研管理系统、知识库管理系统、临床数据检索系统等多个信息系统及病案共享数据库、流派传承数据库等数据库的功能规范和建设指南。

表 3-12　中国中医药信息学会团体标准

| 序号 | 标准编号 | 标准名称 | 公布日期 |
|------|----------|----------|----------|
| 1 | T/CIATCM 001-2019 | 中医药信息化常用术语 | 2019/3/20 |
| 2 | T/CIATCM 002-2019 | 中医药信息数据元目录 | 2019/3/20 |
| 3 | T/CIATCM 003-2019 | 中医药信息数据元值域代码 | 2019/3/20 |
| 4 | T/CIATCM 004-2019 | 中医药综合统计信息数据元目录 | 2019/3/20 |
| 5 | T/CIATCM 005-2019 | 中医药综合统计信息数据元值域代码 | 2019/3/20 |
| 6 | T/CIATCM 006-2019 | 中医药综合统计信息基本数据集 | 2019/3/20 |
| 7 | T/CIATCM 007-2019 | 中医药综合统计网络直报信息系统基本功能规范 | 2019/3/20 |
| 8 | T/CIATCM 008-2019 | 中医药卫生经济信息标准体系表 | 2019/3/20 |
| 9 | T/CIATCM 009.1-2019 | 中医药部门公共卫生服务补助资金项目管理信息基本数据集 第1部分:预算精细化管理 | 2019/3/20 |
| 10 | T/CIATCM 009.2-2019 | 中医药部门公共卫生服务补助资金项目管理信息基本数据集 第2部分:预算执行动态监控管理 | 2019/3/20 |
| 11 | T/CIATCM 009.3-2019 | 中医药部门公共卫生服务补助资金项目管理信息基本数据集 第3部分:绩效考核管理 | 2019/3/20 |
| 12 | T/CIATCM 010-2019 | 中医舌象诊断信息分类与代码 | 2019/3/20 |
| 13 | T/CIATCM 011-2019 | 中医脉象诊断信息分类与代码 | 2019/3/20 |
| 14 | T/CIATCM 012-2019 | 中医电子病历系统建设指南 | 2019/3/20 |
| 15 | T/CIATCM 013-2019 | 中医电子病历基本数据集 | 2019/3/20 |
| 16 | T/CIATCM 014-2019 | 推拿科电子病历基本数据集 | 2019/3/20 |
| 17 | T/CIATCM 015-2019 | 骨伤科电子病历基本数据集 | 2019/3/20 |
| 18 | T/CIATCM 016-2019 | 针灸科电子病历基本数据集 | 2019/3/20 |
| 19 | T/CIATCM 017-2019 | 治未病管理信息系统基本功能规范 | 2019/3/20 |

续表

| 序号 | 标准编号 | 标准名称 | 公布日期 |
|---|---|---|---|
| 20 | T/CIATCM 018-2019 | 中医医院移动医疗系统基本功能规范 | 2019/3/20 |
| 21 | T/CIATCM 019-2019 | 中医临床路径信息系统基本功能规范 | 2019/3/20 |
| 22 | T/CIATCM 021-2019 | 中医病证术语属性描述基本模型 | 2019/3/20 |
| 23 | T/CIATCM 023-2019 | 中药煎药管理与质量控制信息基本数据集 | 2019/3/20 |
| 24 | T/CIATCM 026-2019 | 中医医院护理管理信息数据元目录 | 2019/3/20 |
| 25 | T/CIATCM 027-2019 | 中医医院护理管理信息数据元值域代码 | 2019/3/20 |
| 26 | T/CIATCM 028.1-2019 | 中医医院护理管理信息基本数据集 第1部分:护理人力资源管理 | 2019/3/20 |
| 27 | T/CIATCM 028.2-2019 | 中医医院护理管理信息基本数据集 第2部分:护理财力与物力资源管理 | 2019/3/20 |
| 28 | T/CIATCM 028.3-2019 | 中医医院护理管理信息基本数据集 第3部分:护理业务资源管理 | 2019/3/20 |
| 29 | T/CIATCM 029-2019 | 中医医院护理管理信息系统建设指南 | 2019/3/20 |
| 30 | T/CIATCM 030.1-2019 | 中医临床护理信息基本数据集 第1部分:护理评估记录 | 2019/3/20 |
| 31 | T/CIATCM 030.2-2019 | 中医临床护理信息基本数据集 第2部分:护理记录 | 2019/3/20 |
| 32 | T/CIATCM 030.3-2019 | 中医临床护理信息基本数据集 第3部分:ICU护理记录 | 2019/3/20 |
| 33 | T/CIATCM 030.4-2019 | 中医临床护理信息基本数据集 第4部分:NICU护理记录 | 2019/3/20 |
| 34 | T/CIATCM 030.5-2019 | 中医临床护理信息基本数据集 第5部分:急诊护理记录 | 2019/3/20 |
| 35 | T/CIATCM 030.6-2019 | 中医临床护理信息基本数据集 第6部分:产科护理记录 | 2019/3/20 |
| 36 | T/CIATCM 030.7-2019 | 中医临床护理信息基本数据集 第7部分:血液净化护理记录 | 2019/3/20 |
| 37 | T/CIATCM 030.8-2019 | 中医临床护理信息基本数据集 第8部分:手术室护理记录 | 2019/3/20 |
| 38 | T/CIATCM 030.9-2019 | 中医临床护理信息基本数据集 第9部分:消毒供应中心记录 | 2019/3/20 |
| 39 | T/CIATCM 031-2019 | 中医医院协同办公信息基本数据集 | 2019/3/20 |

续表

| 序号 | 标准编号 | 标准名称 | 公布日期 |
|---|---|---|---|
| 40 | T/CIATCM 032-2019 | 中医医院协同办公系统建设指南 | 2019/3/20 |
| 41 | T/CIATCM 033-2019 | 中医医院资源管理信息数据元目录 | 2019/3/20 |
| 42 | T/CIATCM 034.1-2019 | 中医医院资源管理信息基本数据集第1部分:人力资源管理 | 2019/3/20 |
| 43 | T/CIATCM 034.2-2019 | 中医医院资源管理信息基本数据集第2部分:财力资源管理 | 2019/3/20 |
| 44 | T/CIATCM 034.3-2019 | 中医医院资源管理信息基本数据集第3部分:物力资源管理 | 2019/3/20 |
| 45 | T/CIATCM 034.4-2019 | 中医医院资源管理信息基本数据集第4部分:综合管理 | 2019/3/20 |
| 46 | T/CIATCM 035-2019 | 中医医院资源管理信息系统基本功能规范 | 2019/3/20 |
| 47 | T/CIATCM 036-2019 | 中医医院伦理审查信息基本数据集 | 2019/3/20 |
| 48 | T/CIATCM 037-2019 | 中医医疗信息标准特征性描述框架 | 2019/3/20 |
| 49 | T/CIATCM 038-2019 | 中医医院科研管理信息系统基本功能规范 | 2019/3/20 |
| 50 | T/CIATCM 039-2019 | 中医医院教学管理信息系统基本功能规范 | 2019/3/20 |
| 51 | T/CIATCM 040-2019 | 基层医疗卫生机构中医诊疗区(中医馆)电子病历系统基本功能规范 | 2019/3/20 |
| 52 | T/CIATCM 041-2019 | 基层医疗卫生机构中医诊疗区(中医馆)电子病历基本数据集 | 2019/3/20 |
| 53 | T/CIATCM 042-2019 | 基层医疗卫生机构中医诊疗区(中医馆)电子病历共享文档规范 | 2019/3/20 |
| 54 | T/CIATCM 043-2019 | 基层医疗卫生机构中医诊疗区(中医馆)健康信息平台终端建设指南 | 2019/3/20 |
| 55 | T/CIATCM 044-2019 | 基层医疗卫生机构中医诊疗区(中医馆)知识库信息系统基本功能规范 | 2019/3/20 |
| 56 | T/CIATCM 045-2019 | 基层医疗卫生机构中医诊疗区(中医馆)知识库信息基本数据集 | 2019/3/20 |
| 57 | T/CIATCM 046-2019 | 基层医疗卫生机构中医诊疗区(中医馆)健康信息平台信息数据元目录 | 2019/3/20 |
| 58 | T/CIATCM 047-2019 | 基层医疗卫生机构中医诊疗区(中医馆)健康信息平台信息数据元值域代码 | 2019/3/20 |

| 序号 | 标准编号 | 标准名称 | 公布日期 |
|---|---|---|---|
| 59 | T/CIATCM 048-2019 | 基层医疗卫生机构中医诊疗区（中医馆）基本医疗管理信息系统基本功能规范 | 2019/3/20 |
| 60 | T/CIATCM 049-2019 | 基层医疗卫生机构中医诊疗区（中医馆）基本医疗管理信息基本数据集 | 2019/3/20 |
| 61 | T/CIATCM 050-2019 | 基层医疗卫生机构中医诊疗区（中医馆）治未病信息系统基本功能规范 | 2019/3/20 |
| 62 | T/CIATCM 051-2019 | 基层医疗卫生机构中医诊疗区（中医馆）治未病信息基本数据集 | 2019/3/20 |
| 63 | T/CIATCM 052-2019 | 基层医疗卫生机构中医诊疗区（中医馆）远程会诊信息系统基本功能规范 | 2019/3/20 |
| 64 | T/CIATCM 053-2019 | 基层医疗卫生机构中医诊疗区（中医馆）远程会诊信息基本数据集 | 2019/3/20 |
| 65 | T/CIATCM 054-2019 | 基层医疗卫生机构中医诊疗区（中医馆）远程教育信息系统建设指南 | 2019/3/20 |
| 66 | T/CIATCM 055-2019 | 基层医疗卫生机构中医诊疗区（中医馆）远程教育信息系统基本功能规范 | 2019/3/20 |
| 67 | T/CIATCM 056-2019 | 省级中医药数据中心建设指南 | 2019/3/20 |
| 68 | T/CIATCM 057-2019 | 省级中医药数据中心管理规范 | 2019/3/20 |
| 69 | T/CIATCM 058-2019 | 中医药信息标准编制通则 | 2019/12/10 |
| 70 | T/CIATCM 059-2020 | 中医医院经济管理绩效考评 信息数据元目录 | 2020/10/15 |
| 71 | T/CIATCM 060-2020 | 中医医院经济管理绩效考评 信息数据元值域代码 | 2020/10/15 |
| 72 | T/CIATCM 061-2020 | 中医药部门公共卫生服务补助资金项目管理信息系统基本功能规范 | 2020/10/15 |
| 73 | T/CIATCM 062-2020 | 中医医院成本核算管理信息系统 基本功能规范 | 2020/10/15 |
| 74 | T/CIATCM 063-2020 | 中医医院综合统计网络直报接口技术规范 | 2020/10/15 |
| 75 | T/CIATCM 064-2020 | 中医皮肤科电子病历基本数据集 | 2020/10/15 |
| 76 | T/CIATCM 065-2020 | 中医心血管科电子病历基本数据集 | 2020/10/15 |
| 77 | T/CIATCM 066-2020 | 中医急诊科电子病历基本数据集 | 2020/10/15 |
| 78 | T/CIATCM 067-2020 | 中医皮肤科结构化电子病历模板规范 | 2020/10/15 |
| 79 | T/CIATCM 069-2020 | 中医医院康复科信息系统基本功能规范 | 2020/10/15 |
| 80 | T/CIATCM 070-2020 | 名老中医典型病案共享数据库建设指南 | 2020/10/15 |
| 81 | T/CIATCM 071-2020 | 中医临床路径信息数据元目录 | 2020/10/15 |

| 序号 | 标准编号 | 标准名称 | 公布日期 |
|---|---|---|---|
| 82 | T/CIATCM 072-2020 | 中医临床路径信息数据元值域代码 | 2020/10/15 |
| 83 | T/CIATCM 073-2020 | 中医临床路径信息基本数据集 | 2020/10/15 |
| 84 | T/CIATCM 074-2020 | 中医流派传承数据库建设指南 | 2020/10/15 |
| 85 | T/CIATCM 075-2020 | 中医术语编码与术语服务平台 基本功能规范 | 2020/10/15 |
| 86 | T/CIATCM 076-2020 | 中医医院临床数据检索系统 建设指南 | 2020/10/15 |
| 87 | T/CIATCM 077-2020 | 中医医院医疗质量控制信息数据元目录 | 2020/10/15 |
| 88 | T/CIATCM 078-2020 | 中医医院医疗质量控制信息数据元值域代码 | 2020/10/15 |
| 89 | T/CIATCM 079-2020 | 中医住院电子病历数据质量控制标准 | 2020/10/15 |
| 90 | T/CIATCM 080-2020 | 临床中药合理应用信息系统建设指南 | 2020/10/15 |
| 91 | T/CIATCM 081-2020 | 中医临床护理信息系统基本功能规范 | 2020/10/15 |
| 92 | T/CIATCM 082-2020 | 中医医院医技检查项目信息基本数据集 | 2020/10/15 |
| 93 | T/CIATCM 083-2020 | 中医医院协同办公系统基本功能规范 | 2020/10/15 |
| 94 | T/CIATCM 084-2020 | 中医医院协同办公信息数据元目录 | 2020/10/15 |
| 95 | T/CIATCM 085-2020 | 中医医院协同办公信息数据元值域代码 | 2020/10/15 |
| 96 | T/CIATCM 086-2020 | 中医医院资源管理信息系统建设指南 | 2020/10/15 |
| 97 | T/CIATCM 087-2020 | 中医医院资源管理信息数据元值域代码 | 2020/10/15 |
| 98 | T/CIATCM 088-2020 | 中医医院临床药事管理信息基本数据集 | 2020/10/15 |
| 99 | T/CIATCM 089-2020 | 中医医院管理信息基本数据集分类 | 2020/10/15 |
| 100 | T/CIATCM 090-2020 | 中医类别执业医师定期考核管理信息系统功能规范 | 2020/10/15 |

### 三、中华中医药学会

中华中医药学会更关注中医治未病和中药临床研究,2018 年发布了 T/CACM 1068.1-2018《中医治未病信息数据源目录》和 T/CACM 1068.2-2018《中医治未病信息数据元值域代码》,规范了中医治未病信息系统的数据表示格式和统一名称,能够促进临床治未病规范化管理,实现诊疗过程的监管,提高治未病服务质量和管理水平。

2017 年中华中医药学会发布了中药临床研究的系列标准,包括 T/CACM 015.1-2017《中药随机对照临床研究方案制定规范》、T/CACM 015.2-2017《中药临床研究伦理审查标准操作规程制定规范》、T/CACM 015.3-2017《中药临床研究质量控制标准》，以及 T/CACM 015.4-2017《中药临床研究电子数据采集与管理标准操作规程的制定规范》。临床研究数据是论证研究药品安全有效的最重要的实证，而良好规范的数据管理是保证临床研究质量的关键。电子数据采集与管理是临床研究的重要工具，它具有多角色权限维护、在线数据采集与核查、稽查留痕、在线电子签名等基本特点，已成为临床研究数据采集与管理的主流形式。在遵循国际数据管理指导原则与规范的基础上，《中药临床研究电子数据采集与管理标准操作规程的制定规范》制定了电子数据采集与管理过程中常用的17 个标准操作规程的制定规范，各部分均包括目的/范围、责任人、相关流程和工作文档 4 个部分[1]。

2019 年中华中医药学会又制定了 T/CACM 1323-2019《中医药临床研究数据监查技术规范》，提出开展中医药临床研究数据监查委员会的技术要求与规范，将国际通用的全过程、全覆盖、全跟踪的动态临床研究数据监查方法引入中医药临床研究中[2]。

## 四、其他团体

### (一)全国性的学/协会

其他全国性的学/协会发布的代表性标准包括 2021 年 12 月中国电子质量管理协会发布的 T/CQAE 14004-2021《智能无创健康筛查设备通用规范》、2021 年12 月中国医学救援协会发布的 T/CADERM 2021-2021《公共场所自动体外除颤器信息系统技术要求》、2019 年 9 月中国医学救援协会发布的 T/CADERM 2003-2019《区域急救平台及胸痛中心数据交互规范》、2021 年 7 月中国医学装备协会发布的 T/CAME 37-2021《婴儿培养箱温度和湿度实时监测系统技术要求》、2022 年 2月全国卫生产业企业管理协会发布的 T/NAHIEM 48-2022《新型冠状病毒肺炎医学影像检查的图像质量控制及处理规范》和 T/NAHIEM 47-2022《医学影像数据人工智能分析方法评估规范》、2022 年 2 月电信终端产业协会发布的T/TAF 107-2022《智能可穿戴设备安全 医疗健康可穿戴设备安全技术要求与测试方法》、2022 年 7 月中国环境科学学会的 T/CSES 53-2022《环境健康风险监测技术规范》等。

---

[1] http://www.ttbz.org.cn/StandardManage/Detail/26137/.

[2] http://www.ttbz.org.cn/StandardManage/Detail/38354/.

### (二)省、市级地方性学/协会

不同省、市级地方性学/协会发布的数字健康相关的标准各有特点,有的布局主题较广泛,有的则较为聚焦,不同协会间也会有共同关注的主题,比如养老问题等。按照地区和主题汇总相关标准如下。

#### 1.广东省

2022年广东省卫生经济学会陆续发布了 T/GDWJ 013-2022《广东省健康医疗数据安全分类分级管理技术规范》、T/GDWJ 011-2022《5G＋院前急救应用平台技术规范》、T/GDWJ 010-2022《基于区块链的医疗健康应用技术规范总则》、T/GDWJ 009-2022《医疗机构后勤管理物联网技术规范》,以及 T/GDWJ 012-2022《医疗数据中心建设规范 第2部分 运营数据中心》等。

广州市标准化促进会制定了 T/GZBC 16.1-2019《医疗数据中心建设规范 第1部分 临床数据中心》和 T/GZBC 16.3-2020《医疗数据中心建设规范 第3部分:科研数据中心》2个标准,可与上述运营数据中心标准构成医疗数据中心建设规范系列标准。

在数据方面,广州市标准化促进会制定了 T/GZBC 37-2020《医疗机构数据治理规范》和 T/GZBC 36-2020《广东省健康医疗数据脱敏技术规范》。同时,广州市标准化促进会还制定了 T/GZBC 18-2019《互联网慢病管理平台技术规范》、T/GZBC 17-2019《医疗机构内患者定位追踪物联网技术要求》、T/GZBC 38-2020《医疗机构资产管理物联网技术要求》等标准。

还有其他一些协会,如广东省电子信息行业协会发布了 T/GDEIIA 08-2020《智慧健康办公系统技术规范》,广东省产品认证服务协会发布了 T/GDC 160-2022《医疗机构检验危急值管理信息应用技术规范》、T/GDC 161-2022《医疗机构数字人民币线上支付信息应用技术规范》、T/GDC 162-2022《医疗机构数字人民币线下支付信息应用技术规范》等。

#### 2.四川省

四川省卫生信息学会也比较关注医疗数据信息质控和信息共享等方面,发布了 T/SHIA 8-2020《四川省健康医疗大数据共享应用指南》、T/SHIA 7.1-2018《卫生健康数据质量控制规范 第1部分:数据质量控制平台功能规范》、T/SHIA 7.2-2018《卫生健康数据质量控制规范 第2部分:数据质量控制规则标准》、T/SHIA 1-2016《四川省全民健康信息批量数据交换 中间库标准及应用指南》、

T/SHIA 6.2-2020《全民健康信息批量采集交换中间库标准 第 2 部分：医疗服务》、T/SHIA 5.9-2019《区域卫生信息互联互通标准应用指南 第 9 部分 病案统计管理系统功能规范》，以及 T/SHIA 009-2021《四川省诊所信息系统功能规范》等标准。

### 3.上海市

上海市的协会中，由上海市闵行区中小企业协会发布的 T/SHMHZQ 035-2022《公民个人健康档案数据采集技术要求》和 T/SHMHZQ 050-2021《健康档案基本数据采集规范》也关注到了健康档案数据的处理。另外，该协会还发布有 T/SHMHZQ 047-2021《机场地区工作人员健康通行管理系统规范》和 T/SHMHZQ 145-2021《互联网＋心理健康平台服务规范》。值得指出的是，宁德市标准化协会也发布了 T/NDAS 28-2021《互联网＋心理健康平台服务规范》。除发布有 T/SIOT 319-2022《口腔癌专病信息系统技术规范 数据元》和 T/SIOT 318-2022《牙周炎专病信息系统技术规范 数据元》外，上海市物联网行业协会还重点关注智慧健康养老主题，共发布了 24 个标准，详见表 3-13。

表 3-13　上海市物联网行业协会智慧健康养老相关标准

| 序号 | 标准编号 | 标准名称 | 公布日期 |
|---|---|---|---|
| 1 | T/SIOT 301-2019 | 智慧健康养老 居家安全服务规范 | 2019/6/12 |
| 2 | T/SIOT 302-2019 | 智慧健康养老 长护险居家上门监管规范 | 2019/6/12 |
| 3 | T/SIOT 303-2019 | 智慧健康养老 服务平台通用技术要求 | 2019/6/12 |
| 4 | T/SIOT 304-2019 | 智慧健康养老 居家养老安全监测规范 硬件产品基本要求 | 2019/12/10 |
| 5 | T/SIOT 305-2019 | 智慧健康养老 居家养老安全监测规范 监测数据采集与处理 | 2019/12/10 |
| 6 | T/SIOT 306-2019 | 智慧健康养老 居家养老安全监测规范 报警服务要求 | 2019/12/10 |
| 7 | T/SIOT 307-2020 | 智慧健康养老 社区食堂(老年助餐点)智能设备与系统配置要求 | 2020/12/29 |
| 8 | T/SIOT 308-2020 | 智慧健康养老 医养转诊数据接口要求 | 2020/12/29 |
| 9 | T/SIOT 309-2020 | 智慧健康养老 社区居家养老上门服务物资装备及消毒要求 | 2020/12/29 |
| 10 | T/SIOT 310-2020 | 智慧健康养老标准体系建设指南 | 2020/12/29 |
| 11 | T/SIOT 311-2021 | 智慧健康养老 护理服务平台功能要求 | 2021/12/13 |
| 12 | T/SIOT 312-2021 | 智慧健康养老 室内运动健康服务要求 | 2021/12/13 |
| 13 | T/SIOT 313-2021 | 智慧健康养老 室内运动健康监测与运动数据接口技术要求 | 2021/12/13 |
| 14 | T/SIOT 314-2021 | 智慧健康养老 便携式多参数健康监测终端技术规范 | 2021/12/22 |
| 15 | T/SIOT 315-2021 | 智慧健康养老 老年人跌倒智能监测系统技术要求 | 2021/12/22 |

续表

| 序号 | 标准编号 | 标准名称 | 公布日期 |
|---|---|---|---|
| 16 | T/SIOT 316-2021 | 智慧健康养老 居家养老多制式安防智能系统设计指南 | 2021/12/22 |
| 17 | T/SIOT 317-2022 | 智慧健康养老 养老机构运营管理信息化平台技术要求 | 2022/2/8 |
| 18 | T/SIOT 321-2022 | 智慧健康养老 智慧养老院 服务规范 | 2022/11/10 |
| 19 | T/SIOT 322-2022 | 智慧健康养老 智慧养老院 支撑平台技术规范 | 2022/11/10 |
| 20 | T/SIOT 323-2022 | 智慧健康养老 智慧养老院 数据规范 | 2022/11/10 |
| 21 | T/SIOT 324-2022 | 智慧健康养老 慢性病管理系统总体要求 | 2022/11/10 |
| 22 | T/SIOT 325-2022 | 智慧健康养老 为老服务"一键通"应用功能通用要求 | 2022/12/16 |
| 23 | T/SIOT 326-2022 | 智慧健康养老 为老服务"一键通"系统接口要求 | 2022/12/16 |
| 24 | T/SIOT 327-2022 | 智慧健康养老 为老服务"一键通"智能电视终端技术规范 | 2022/12/16 |

#### 4.其他学/协会

（1）山东省信息资源应用协会同样关注养老主题，发布了 T/SDIRAA 317-2022《健康养老软件测试评价指标体系》、T/SDIRAA 318-2022《健康养老软件数据集编制规范》、T/SDIRAA 319-2022《健康养老软件体系架构及开发规范》、T/SDIRAA 320-2022《健康养老软件接口适配规范》等，为健康养老软件开发提供参考方案。另外还有阜阳市养老服务行业协会的 T/FYSYLFW 3-2020《养老机构老年人健康信息管理规范》和南安市知识产权协会的 T/CIPR 059-2022《健康养老服务系统和养老服务体系管理规范》等也涉及养老问题。

（2）部分协会关注互联网＋医疗和互联网医院，比如银川互联网＋医疗健康协会在 2018 年至 2022 年发布了多项关于互联网医院的规范或公约，包括 T/YAIMH 001-2018《银川互联网＋医疗健康协会给全国同行们的倡议书》、T/YAIMH 002-2018《银川互联网＋医疗健康协会患者隐私保护公约》、T/YAIMH 003-2019《关于互联网医院提供规范化药事管理及服务的自律公约》、T/YAIMH 004-2019《互联网医院便民门诊的执行规范》、T/YAIMH 005-2019《关于规范开展互联网＋预约转诊服务公约》、T/YAIMH 006-2019《互联网＋医疗健康科普管理规范》、T/YAIMH 001-2022《互联网医院高警示药品管理规范（试行）》等。还有山东省医养健康产业协会发布了 T/YYXH 01-2020《互联网医院建设规范》，浙江省软件行业协会制定了 T/ZSIA 0002-2022《互联网医院信息系统基本功能规范》，深圳市标准化协会发布了 T/SZAS

54-2022《质量分级及"领跑者"评价要求 远程医疗线上应用服务系统安全测评（渗透测试）》，长治市健康协会 2022 年 8 月发布了 T/JKXH 0001-2022《农村医疗卫生室互联网医疗接诊点建设管理规范》，以及浙江省数字经济学会2020 年 3 月发布的 T/DE 1-2020《传染病疫情线上问诊服务规范》等。

（3）关于智慧医疗主题，深圳市智慧城市研究会发布了 T/SCSS 009-2017《智慧城市智慧医疗卫生规划指南》和 T/SCSS 037-2017《智慧城市智慧医疗规划导则》。厦门市软件行业协会主要关注应用系统适配测试，发布了 T/XMSIA2.1-2022《智慧医疗 应用系统适配测试技术要求 第 1 部分：通用要求》、T/XMSIA2.21-2022《智慧医疗 应用系统适配测试技术要求 第 21 部分：医院信息管理系统与操作系统》、T/XMSIA2.22-2022《智慧医疗 应用系统适配测试技术要求 第 22 部分：医院信息管理系统与数据库》、T/XMSIA2.31-2022《智慧医疗 应用系统适配测试技术要求 第 31 部分：电子病历系统与操作系统》和 T/XMSIA2.32-2022《智慧医疗 应用系统适配测试技术要求 第 32 部分：电子病历系统与数据库》等。

（4）在数据方面，浙江省卫生信息学会聚焦电子健康档案和电子处方，发布了 T/ZJHIA 02.1-2022《电子健康档案数据传输规范 第 1 部分：总则》、T/ZJHIA 02.2-2022《电子健康档案数据传输规范第 2 部分：基本档案数据集》、T/ZJHIA 03-2022《电子处方数据传输规范》。深圳市标准化协会在 2019 年发布了几项基因组学数据方面的标准，包括 T/SZAS 9-2019《基因数据流通区块链存证应用指南》、T/SZAS 13-2019《基因组学数据集》、T/SZAS 15-2019《人体肠道宏基因组学数据集》、T/SZAS 14-2019《转录组学数据集》等。

（5）在设备方面，浙江省卫生信息学会发布了 T/ZJHIA 01-2022《医疗物联网设备安全管控基本要求》，中关村标准化协会发布有 T/ZSA 5001.01-2016《可穿戴的健康类电气设备 第 1 部分 通过心电图法测量心率设备的性能和安全要求》和 T/ZSA 5002.01-2017《可穿戴的健康类电气设备 第 3 部分：通过反射式光电容积脉搏波描记法测量脉率设备的性能和安全要求》，中关村医疗器械产业技术创新联盟制定了 T/ZMDS 10001-2016《可穿戴的健康类电气设备 第 1 部分：通过心电图法测量心率设备的性能和安全要求》、T/ZMDS 10002-2016《可穿戴的健康类电气设备 第 2 部分：通过透射式光电容积脉搏波描记法测量脉率设备的性能和安全要求》、T/ZMDS 10003-2016《可穿戴的健康类电气设备 第 3 部分：通过反射式光电容积脉搏波描记法测量脉率设备的性能和安全要求》、

T/ZMDS 10004-2017《可穿戴的健康类电气设备 第4部分:计步设备的性能和安全要求》和 T/ZMDS 10013-2022《近红外脑功能成像设备通用技术要求》等。另外,深圳市生命科技产学研资联盟在 2021 年 2 月发布了 T/LTIA 11-2021《远程超声机器人诊断新型冠状病毒肺炎操作规范》,同年 2 月,深圳市标准化协会也发布了 T/SZAS 28-2021《远程超声机器人诊断新型冠状病毒肺炎操作规范》。

(4)其他还有河南省药学会 2022 年 8 月发布的 T/HENANPA 003-2022《住院电子药历构建规范》、江苏省预防医学会 2021 年 12 月发布的 T/JPMA 011-2021《基于人工智能的糖尿病视网膜病变筛查的技术规范》、山东省保健科技协会 2021 年 11 月发布的 T/SDHCST 001-2021《智能化健康管理流程规范》、中关村健康服务产业促进会 2021 年 12 月份发布的 T/HSIPA 007-2021《天恒量子全息技术健康管理服务规范》、中关村新兴科技服务业产业联盟 2022 年 2 月发布的 T/STSI 30-2022《国家基本公共卫生体检服务区域平台建设规范》、杭州市科技合作促进会 2021 年 3 月发布的 T/KCH 003-2021《智能健康检测呼吸系统多项指标的应用解析标准》和 T/KCH 004-2021《智能健康检测呼吸系统指标公众健康教育知识普及标准》等。

# 第四章

# 数字健康的重要技术

## 第一节 云 计 算

2006 年 8 月，谷歌首次提出"云计算"概念。2009 年，美国国家标准与技术研究院（national institute of standards and technology，NIST）进一步丰富和完善了云计算的定义和内涵。NIST 认为，云计算是一种基于互联网的，只需最少的管理和与服务提供商的交互就能便捷、按需地访问共享资源（包括网络、服务器、存储、应用和服务等）的计算模式。云计算是基于互联网的超级计算模式，是一种提供与信息技术相关的计算服务的标准化模式。根据 NIST 定义，云计算具有按需自助服务、广泛网络接入、计算资源集中、快速动态配置、按使用量计费等主要特点，NIST 定义的 3 种云服务方式如下。

（1）基础设施即服务：为用户提供虚拟机或者其他存储资源等基础设施服务。

（2）平台即服务：为用户提供包括软件开发工具包、文档和测试环境等在内的开发平台，用户无需管理和控制相应的网络、存储等基础设施资源。

（3）软件即服务：为用户提供基于云基础设施的应用软件，用户通过浏览器等就能直接使用在云端上运行的应用[1]，软件运营在人力资源管理程序和企业资源管理应用程序的销售中比较常见。

21 世纪初，国际上一些公司就已开始进行云计算部署实践，陆续推出了弹

---

[1] https://pediainside.com/wiki/%E4%BA%91%E8%AE%A1%E7%AE%97.

性计算云、数据库服务等近 20 种云服务。目前,国内企业纷纷布局云计算,分别从不同的角度开始提供不同层面的云计算服务。至今,已有不计其数的企业用户和个人用户体验到了一站式云服务。通过云服务,企业可快速实现创新业务的孵化,低成本高效率地完成应用开发,个人用户也可通过云服务器享有更稳定、更便捷的各种应用。

云计算的快速发展及其广阔前景引起了众多国家政府的高度关注,美国、欧盟、日本、韩国、印度等国家和地区都纷纷通过制定战略和政策、加大研发投入、推进应用等方式加快推动云计算发展。我国政府对云计算也极为关注,积极布局发展。2010 年 10 月,国务院发布《关于加快培育和发展战略性新兴产业的决定》,将云计算定位为"十二五"战略性新兴产业之一。随后,国家发展和改革委员会、工业和信息化部联合印发《关于做好云计算服务创新发展试点示范工作的通知》,确定在北京、上海、深圳、杭州、无锡 5 个城市先行开展云计算服务创新发展试点示范工作。2015 年 1 月,国务院印发《关于促进云计算创新发展培育信息产业新业态的意见》。2017 年 3 月,工业和信息化部印发《云计算发展三年行动计划(2017－2019 年)》,在技术增强、产业发展、应用促进、环境优化等几方面做了重点部署,也提出了优化投资融资,创新人才培养模式,加强产业品牌打造,推进国际交流合作等几项保障措施,以期提升我国云计算发展与应用水平,积极抢占信息技术发展的制高点。

云计算能够提供可靠的基础软硬件、丰富的网络资源、低成本的构建和管理能力,是信息技术发展和服务模式创新的集中体现。在云计算模式下,软件、硬件、平台等信息技术资源以服务的方式提供给使用者,有效解决政府、企事业单位面临的机房、网络等基础设施建设和信息系统运维难、成本高、能耗大等问题,改变传统信息技术服务架构,推动绿色经济发展[1]。

云计算引发软件开发部署模式的创新,并为大数据、物联网、人工智能等新兴领域的发展提供基础支撑,催生出强大的产业链和产业生态,将重塑新一代信息技术产业格局。

---

［1］ https://pediainside.com/wiki/%E4%BA%91%E8%AE%A1%E7%AE%97.

# 第二节　5G

第五代移动通信技术（5th-generation mobile communication technology，5G）是具有高速率、低时延和大连接特点的新一代宽带移动通信技术，是实现人机物互联的网络基础设施。

## 一、发展背景[1]

移动通信延续着每10年一代技术的发展规律，已历经了1G、2G、3G、4G的发展。每一次代际跃迁，每一次技术进步，都极大地促进了产业升级和经济社会发展。从1G到2G，实现了模拟通信到数字通信的过渡，移动通信走进了千家万户；从2G到3G、4G，实现了语音业务到数据业务的转变，传输速率成百倍提升，促进了移动互联网应用的普及和繁荣。当前，移动网络已融入社会生活的方方面面，深刻改变了人们的沟通、交流乃至整个生活方式。4G网络造就了繁荣的互联网经济，解决了人与人之间随时随地通信的问题。随着移动互联网快速发展，新服务、新业务不断涌现，移动数据业务流量爆炸式增长，4G移动通信系统难以满足未来移动数据流量暴涨的需求，因此，急需研发下一代移动通信技术即5G系统。

2013年4月，我国工业和信息化部、发展和改革委员会和科技部共同支持成立IMT-2020（5G）推进组，作为5G推进工作的平台，推进组旨在组织国内各方力量、积极开展国际合作，共同推动5G国际标准发展2021年我国正式发布《"十四五"信息通信行业发展规划》，《规划》全面部署新型数字基础设施，总体目标是到2025年基本建成高速泛在、集成互联、智能绿色、安全可靠的新型数字基础设施体系，具体内容如下。

（1）通信网络基础设施力争保持国际先进水平。在已经建成全球规模最大的光纤和移动宽带网络基础上，"十四五"时期力争建成全球规模最大的5G独立组网网络，力争每万人拥有5G基站数达到26个，实现城市和乡镇全面覆盖、行政村基本覆盖、重点应用场景深度覆盖，其中行政村5G通达率预计达到

---

[1]　https://baike.baidu.com/item/5G/29780? fr＝aladdin.

80％。持续扩大千兆光纤网络覆盖范围等。

（2）数据与算力设施服务能力显著增强。构建数网协同、数云协同、云边协同、绿色智能的多层次算力设施体系,算力水平大幅提升,数据中心算力预计达300每秒百亿亿次浮点运算。人工智能、区块链等设施服务能力显著增强。

（3）融合基础设施建设实现突破。基本建成覆盖各地区、各行业的高质量工业互联网网络,打造一批"5G＋工业互联网"标杆。工业互联网标识解析体系更加完善,服务能力大幅提升,公共服务节点数力争达150个。重点高速公路、城市道路实现蜂窝车联网规模覆盖[1]。

5G 作为一种新型移动通信网络,能够大幅度提高网速,不仅要解决人与人之间的通信,为用户提供增强现实、虚拟现实、超高清视频等更加身临其境的极致业务体验,更要解决人与物、物与物的通信问题,满足移动医疗、车联网、智能家居、工业控制、环境监测等物联网应用需求。发展至今,5G 已渗透到经济社会的各行业各领域,不仅改变了人民的生活方式,丰富人们的精神文化生活,也推动了我国的经济贸易,诞生了很多新型产业,成为支撑经济社会数字化、网络化、智能化转型的关键新型基础设施。

截至 2022 年 9 月末,3 家基础电信企业移动电话用户总数达 16.82 亿户,其中,5G 移动电话用户达 5.1 亿户,占移动电话用户的 30.3％;截至 9 月末,我国移动通信基站总数达 1 072 万个,其中,5G 基站总数达 222 万个[2]。

## 二、技术特点

为满足 5G 多样化的应用场景需求,5G 的关键性能指标更加多元化,ITU 定义了 5G 的三大类应用场景和关键性能指标,即增强移动宽带、超高可靠低时延通信和海量机器类通信。关键性能指标中高速率、低时延、大连接成为 5G 最突出的特征。用户体验速率达 1 Gbps,时延低至 1 ms,用户连接能力达每平方公里 100 万连接。峰值速率需要达到 10～20 Gbit/s,以满足高清视频、虚拟现实等大数据量传输;空中接口时延低至 1 ms,以满足自动驾驶、远程医疗等实时应用;具备每平方公里百万连接的设备连接能力,满足物联网通信;频谱效率要

---

［1］　http://www.gov.cn/zhengce/2021-11/16/content_5651267.htm.

［2］　https://baike.baidu.com/reference/29780/12a23dgPyXE7v8-eiO5APqaAFq1Y3YoaH Diym5O-vl5gWoOBzLJHBG4BxKl5vUPGHtBlgKyXpyadKbxCk1ex1meABoyAIajgZ3luZ2oZ77H jM0N2k6pX1JyEU.

比通用移动通信技术的长期演进提升 3 倍以上;连续广域覆盖和高移动性下,用户体验速率达到 100 Mbit/s;流量密度达到 10 Mbps/m 以上;移动性支持 500 km/h 的高速移动。

**(一)5G 无线关键技术方面**[1]

5G 国际技术标准重点满足灵活多样的物联网需要,在正交频分多址和多输入多输出基础技术上,5G 为支持三大应用场景,采用了灵活的全新系统设计。在频段方面,与 4G 支持中低频不同,考虑到中低频资源有限,5G 同时支持中低频和高频频段,其中,中低频满足覆盖和容量需求,高频满足在热点区域提升容量的需求,5G 针对中低频和高频设计了统一的技术方案,并支持百 MHz 的基础带宽。为了支持高速率传输和更优覆盖,5G 采用 LDPC、Polar 新型信道编码方案、性能更强的大规模天线技术等。为了支持低时延、高可靠,5G 采用短帧、快速反馈、多层/多站数据重传等技术。

**(二)5G 网络关键技术方面**

5G 采用全服务化设计,模块化网络功能,支持按需调用,实现功能重构;采用服务化描述,易于实现能力开放,有利于引入 IT 开发实力,发挥网络潜力。5G 支持灵活部署,基于 NFV/SDN,实现硬件和软件解耦,实现控制和转发分离;采用通用数据中心的云化组网,网络功能部署灵活,资源调度高效;支持边缘计算,云计算平台下沉到网络边缘,支持基于应用的网关灵活选择和边缘分流。通过网络切片满足 5G 差异化需求,网络切片是指从一个网络中选取特定的特性和功能,定制出的一个逻辑上独立的网络,它使得运营商可以部署功能、特性服务各不相同的多个逻辑网络,分别为各自的目标用户服务,目前定义了 3 种网络切片类型,即增强移动宽带、低时延高可靠、大连接物联网[2]。

**三、应用场景**[3]

5G 为移动互联网用户提供了更加极致的应用体验,在工业控制、远程医疗、自动驾驶、智慧城市、智能家居、环境监测等方面均已有较多应用,在医疗及健康方面的应用列举如下。

---

[1] https://baike.baidu.com/item/5G/29780? fr=aladdin.

[2] https://baike.baidu.com/item/5G/29780? fr=aladdin.

[3] https://baike.baidu.com/item/5G/29780? fr=aladdin.

（1）5G 通过赋能现有智慧医疗服务体系,提升远程医疗、应急救护等服务能力和管理效率,催生了 5G＋远程超声检查、重症监护等新型应用场景。

（2）5G＋超高清远程会诊、远程影像诊断、移动医护等应用,在现有智慧医疗服务体系上,叠加 5G 网络能力,极大提升远程会诊、医学影像、电子病历等数据传输速度和服务保障能力。

（3）5G＋应急救护应用,在急救人员、救护车、应急指挥中心、医院之间快速构建 5G 应急救援网络,在救护车接到患者的第一时间,将患者体征数据、病情图像、急症病情记录等信息以毫秒级速度、无损实时传输到医院,可帮助院内医师做出正确指导并提前制订抢救方案。

（4）5G＋远程手术、重症监护等治疗类应用,由于其容错率极低,并涉及医疗质量、患者安全、社会伦理等复杂问题,其技术应用的安全性、可靠性需进一步研究和验证,预计短期内难以在医疗领域实际应用。

# 第三节　人 工 智 能

人工智能(artificial intelligence,AI)是计算机科学的一个分支。它是一门新的技术科学,研究和开发用于模拟、延伸和扩展人类智能的理论、方法、技术和应用系统。它试图理解智能的本质,并制造出一种新的智能机器,这种机器能以类似于人类智能的方式作出反应。

## 一、发展背景

人工智能最早源于 1936 年,英国数学家 A.M.Turing 在论文《理想计算机》中提出了图灵机模型,然后 1956 年在《计算机能思维吗》一文中提出机器能够思维的论述(图灵实验)。之后计算机的发明和信息论的出现为人工智能发展奠定了良好的基础。1956 年在达特茅斯会议上,MarvinMinskey、JohnMcCarthy 等科学家围绕"机器模仿人类的学习及其他方面变得智能"展开讨论,并明确提出了"人工智能"一词。人工智能的发展经历了几次发展热潮。

第一次发展热潮是 1956－1966 年。代表性工作:1956 年,Newell 和 Simon 在定理证明工作中首先取得突破,开启了以计算机程序来模拟人类思维的道路;

1960 年，Newell 和 McCarthy 建立了人工智能程序设计语言 LISP。上述成功使人工智能科学家们认为可以研究和总结人类思维的普遍规律并用计算机模拟它的实现，并乐观地预计可以创造一个万能的逻辑推理体系。

第二次发展热潮是 20 世纪 70 年代中期至 80 年代末，在 1977 年第五届国际人工智能联合会会议上，Feigenbaum[1] 教授在特约文章《人工智能的艺术：知识工程课题及实例研究》中系统地阐述了专家系统的思想并提出"知识工程"的概念。至此，人工智能的研究又有新的转折点，即从获取智能的基于能力的策略变成了基于知识的方法研究。此后，人工智能的发展进入平稳发展期。

近几年，大数据时代的到来和深度学习的发展象征着人工智能迎来第三次发展热潮。1997 年，国际商业机器公司的深蓝机器人在国际象棋比赛中战胜世界冠军卡斯帕罗夫，引发了人类对于人工智能的思考。2016 年，DeepMind 研发的围棋机器人 AlphaGo 通过无监督学习战胜了围棋世界冠军柯洁，让人类对人工智能的期待提升到了前所未有的高度，在它的带动下，人工智能迎来了最好的发展时代。2019 年，上海举办了世界人工智能大会，会议集聚了全球人工智能领域最具影响力的科学家和企业家及相关政府的领导人，围绕人工智能领域的技术前沿、产业趋势和热点问题发表演讲和进行高端对话，开启人类对于人工智能发展的新一轮探索。

## 二、技术特点

基于对"智能"的不同理解，人工智能的技术创新研究路径也不尽相同。目前比较流行的一条路径是模仿人脑中神经结构网络的发展路线；另一条路径是实现智能功能的发展路线。前者由于在各个时代遇到数据、硬件、运算能力等种种因素限制，虽然在图像、语音、神经语言程序学等领域都取得了领先成果，但其所需的训练成本、调参复杂度等问题仍备受诟病。后者是一种建立在统计基础上的、以实现人类智能功能为目的的浅层学习算法，在 20 世纪 80、90 年代，这种技术便已在统计分类、回归分析及脸部识别和检测等方面广泛应用并且取得了良好表现，成为人们最青睐的人工智能发展路径。

［1］ Feigenbaum E A.The Art of Artifical Intelligence：I. Themes and Case Studies of Knowledge Engineering［C］//Proceedings of the 5th International Joint Conference on Artificial Intelligence. San Francisco：Margan Kaufmann，1977（2）：1014-1029.

### 三、新一代医学人工智能发展环境

#### (一)国际医学人工智能发展趋势

随着大数据的兴起和算法的进步,人工智能技术在各领域都被广泛应用,医学则是其实践应用最主要的领域之一。医疗资源缺乏和就医效率低是很多国家都面临的难题,人工智能医疗的发展不仅能够辅助医师提高诊疗效率,还能够促进医疗科技的发展,为复杂病症的治愈提供可能。因此,各个国家纷纷出台医学人工智能发展相关政策文件,甚至将其上升为国家战略进行实施。

(1)美国人工智能发展较早,对于人工智能的法律规范、技术规范相对成熟。2016年,美国发布《为人工智能的未来做好准备》和《国家人工智能研究与发展战略计划》两份报告,人工智能被提升至国家战略高度,鼓励发展人工智能相关技术,提出对于人工智能的长期投资战略和协作方法等。2019年更新《国家人工智能研究和发展战略计划》,提出重点布局诊断辅助和疾病预防,积极将人工智能应用于可穿戴设备、记忆辅助系统和医疗诊断等领域。此外,还为联邦政府在人工智能研发上的投资确定了优先领域。

(2)英国发布了《在英国发展人工智能》,提出明确目前医疗保健行业最具发展人工智能潜力的3个方向为病情诊断、影像辅助诊断和潜在流行病的早期发现和发病率追踪。英国政府发布的人工智能政策较多,但提及医疗健康领域的数量屈指可数,并且报告中相关描述的篇幅也不多。

(3)日本发布了《人工智能的研究开发目标和产业化路线图》,提出日本政策在医疗健康领域重点关注的是临床机器人、医疗辅助系统和医疗健康数据的监管等,希望借助人工智能来改善人口极度老龄化的社会现状。

(4)欧盟发布了《人工智能时代:确立以人为本的欧洲战略》和《人工智能白皮书》,提出重点关注人工智能在健康分析和精准医疗等领域的应用,对医疗设备等在数据安全方面"高风险"行业的人工智能企业提出监管及审核要求。

近几年,人工智能在医学领域不断取得突破,人工智能技术与医疗行业深度融合。人工智能技术已越来越多地应用于疾病的诊断、治疗、监测和保健康复等领域,在临床决策、辅助诊疗、疾病监测、患者护理管理和康复治疗等方面发挥重要作用。机器学习、深度学习等人工智能新技术的发展为医疗行业现有问题带来了全新的解决方案,同时在提升医疗服务水平、提高医疗服务质量、改善就医环境等多个方面也发挥了重要作用。

### (二)国内医学人工智能发展趋势

我国党和政府高度重视人工智能的发展。2018年10月31日,习近平总书记在十九届中央政治局第九次集体学习时提出,要抓住民生领域的突出矛盾和难点,加强人工智能在教育、医疗卫生、体育、住房、交通、助残养老、家政服务等领域的深度应用,创新智能服务体系。2017年7月,国务院印发的《新一代人工智能发展规划》中明确,推广应用人工智能治疗新模式新手段,建立快速精准的智能医疗体系。探索智慧医院建设,开发人机协同的手术机器人、智能诊疗助手,研发柔性可穿戴、生物兼容的生理监测系统,研发人机协同临床智能诊疗方案,实现智能影像识别、病理分型和智能多学科会诊。基于人工智能开展大规模基因组识别、蛋白组学、代谢组学等研究和新药研发,推进医药监管智能化。加强流行病智能监测和防控。同年,工业和信息化部出台《促进新一代人工智能产业发展三年行(2018—2020年)》,强调重点发展"重点培育医疗影像辅助诊断系统。推动医学影像数据采集标准化与规范化,支持脑、肺、眼、骨、心脑血管、乳腺等典型疾病领域的医学影像辅助诊断技术研发,加快医疗影像辅助诊断系统的产品化及临床辅助应用。"2018年4月,国务院办公厅发布《关于促进"互联网+医疗健康"发展的意见》。2020年4月,国家发展和改革委员会首次明确新型基础设施的范围,人工智能是新基建的一大主要领域。

此外,人工智能相关法律法规问题在2020年6月的全国人大常委会中提及,提到要加强立法理论研究,重视对人工智能、区块链、基因编辑等新技术新领域相关法律问题的研究。同年7月,中央网信办、国家发展改革委、科技部等发布《国家新一代人工智能标准体系建设指南》,提出到2023年初步建立人工智能标准体系,重点研制数据、算法、系统、服务等重大急需标准。2022年7月科技部、教育部、工业和信息化部等联合发布《关于加快场景创新以人工智能高水平应用促进经济高质量发展的指导意见》。同年8月科技部发布《关于支持建设新一代人工智能示范应用场景的通知》,鼓励人工智能行业发展与创新,为我国人工智能产业发展提供了长期保障。

近年来,我国医疗人工智能技术和产业发展迅速,目前已经从科研探索进入了产业应用阶段。在医疗健康行业,人工智能的应用场景越发丰富,人工智能辅助诊疗技术也逐渐影响医疗行业的发展,尤其是推动基层医疗服务体系的变革。与互联网技术在医疗行业的应用不同,人工智能辅助诊疗技术对医疗行业的改造包括生产力的提高和服务方式的改变。人工智能辅助诊断技术赋能基层效果明显,能够切实提升基层诊疗能力,改善基层诊疗模式,推动基层医务人员电子病历规范化,优化慢性病管理与服务,提升家庭医师签约服务质量和效率,从而提高基层医疗健康服务体系的整体能力,逐步形成"基层首诊、双向转诊、急慢分治和上下联动"的分级诊疗模式。人工智能技术在规范基层诊疗过程、提升基层医师常见病症诊疗能力、提升基本公共卫生服务效率、增强居民服务获得感、构建基层诊疗服务的兜底保障体系上能够发挥明显的价值,是加强基层医疗卫生服务供给端重要驱动力和技术手段。

### 四、医学人工智能在卫生健康中的应用

#### (一)医学人工智能的智能影像运用

2017 年,美国 FDA 批准了第一款分析心脏磁共振成像的人工智能软件 Cardio DL,2018 年又通过了全球首款人工智能医疗设施 IDx-DR。目前医疗人工智能所涉及领域既涵盖辅助诊断、医学影像、基因测序等方面,又涉及病灶识别、影像建模、靶点发现、化合物筛选、智能导诊和慢病管理等具体应用。

1.智能影像诊断

乳腺疾病诊断人工智能主要应用于乳腺钼靶 X 线影像的识别和判读中。有研究团队利用 4.5 万例数据样本训练的卷积神经网络,取得了与临床医师相当的诊断准确率。也有研究成果称基于乳腺 X 线钼靶的 AI 早期乳腺癌自动分类技术区分肿瘤良性与恶性的准确率高达 95.83%。

脑系科影像分析由于脑系科疾病大多需要依赖 CT 和磁共振影像的检查结果,因此对 CT 和磁共振成像的人工智能辅助判读是国内外研究的热点。脑系科影像的判读主要集中于脑卒中和脑肿瘤辅助诊断 2 个方面。在脑卒中诊断方面,人工智能技术主要应用于缺血性脑卒中病灶的检测与定位,伦敦帝国理工大学、香港城市大学、南开大学等高校均获得了较高检测率的研究成果,对急性脑梗病灶的检测率可达 85% 以上。在脑肿瘤影像判读方面,相关研究主要关注脑胶质瘤的分割工作,显著提高了肿瘤边界划分的准确度,并使肿瘤组织的大规模定量分析成为可能。

2.影像组学研究

人工智能技术使海量数据分析成为可能。传统的医学领域研究往往利用统计学方法研究,只能对少量特征进行分析,且往往局限于特征间的线性关系,而

人工智能技术则具有对非线性关系强大的分析能力,也大大拓展了医学领域的研究方法。影像组学利用自动化算法从影像中提取大量的特征信息,并进一步采用统计分析和人工智能数据挖掘技术,从海量特征信息中提取关键特征,用于疾病的辅助诊断、分类或分级。目前,该方法在肿瘤良恶性辅助判读、肿瘤病灶发展趋势预测、手术治疗方案选择等方面都取得了显著的研究成果,同时也为进一步揭示疾病的发生和发展提供了有力的分析工具。

3.疾病风险预测

人工智能技术的强大特征提取与分析能力也可以应用于疾病风险和疾病发展趋势预测中。纽约大学医学院利用人工智能技术分析了腺癌中 10 个最常见的突变基因,发现其中 6 个可以从病理图像中预测,分别为 *STK11*、*EGFR*、*FAT1*、*SETBP1*、*KRAS* 和 *TP53*,从而可以立即确定癌症亚型和基因突变谱,让患者能够尽早接受靶向治疗。也有不少研究称在前列腺癌、乳腺癌和肝癌方面,可利用人工智能技术进行预测。

4.临床决策支持技术

早期的临床决策辅助系统基于专家系统开发,从医学教科书和医学文献中提取医学规则建立知识图谱,并利用规则建立贝叶斯网络进行逻辑推理,从而实现临床决策支持。然而由于实际应用场景的复杂性,该系统的诊断准确率始终差强人意。近 10 年来,随着机器学习技术的发展,基于大数据的人工智能辅助决策技术获得了极大地发展。

**(二)医学手术机器人的运用**

医学手术机器人已在神经外科、腹外科、胸外科、骨科、血管外科等多个领域得到广泛运用。美国 FDA 已经批准将达芬奇机器人手术系统用于成人和儿童的普通外科、胸外科、泌尿外科、妇产科、头颈外科及心脏手术。2016 年首款真正意义上的智能组织自动化机器人在美国诞生[1],标志着手术机器人正式进入自主化阶段。随着 5G 技术的高速发展,遥控操作和远程手术操作成为可能。2020 年,国际顶级学术期刊 *Nature* 将医疗机器人结构的灵活性、人机交互技术

---

[1] 2017 年人工智能赋能医疗产业研究报告[EB/OL].(2018-10-17)[2017-08-25].https://www.iyiou.com/research/20181017583.

的高效性及远程操作技术列为未来产业发展重点[1]。

**(三)医学人工智能在健康管理和护理中的运用**

人工智能在健康监测、慢病管理、情绪调节、合理膳食指导方面具有一定的优势,具体列举如下。

(1)降低疾病风险。人工智能技术可以利用互联网与传感器等获取人类的饮食、心理、身体健康等多方面的个体化信息,对人类身体素质进行综合评估,从而提供更科学的个性化健康管理方案。

(2)高效辅助康复医疗。利用智能化穿戴设备或智能家居可以获取患者各方面的生理参数等健康信息。

(3)辅助护理。在国外人工智能已普遍运用于人们的日常生活护理中,如日本研究机构 Riken 开发的机器人 Robear,能将患者从床上抬起,帮助行动不便的患者行走、站立等,应用 AI 开发的机器人能为老年人及瘫痪患者提供喂饭、日常照护等服务。

**(四)医学人工智能运用于智能药物研发**

借助人工智能深度学习和大数据平台,在智能药物研发中医学人工智能具有一定的优势。在新药研发、老药新用、药物筛选、药物不良反应动态监测等方面,医学人工智能可对较有可能成为药物的化合物进行虚拟高通量筛选,预测化合物的活性。在临床试验阶段,医学人工智能可对受试者进行精准挖掘,对疾病数据进行深度研究。

# 第四节　大　数　据

21 世纪以来,大数据的概念席卷全球,风靡各行各业,其中医疗行业大数据更是热门。通常认为大数据具有 5V 特点,分别为数据量巨大(volume)、种类丰富(variety)、更新速率快(velocity)、高度精确(veracity)和价值(value)。

---

[1]　*Nature* 发布"自然聚焦-中国医疗机器人"特刊[EB/OL].(2020-06-26)[2021-01-26].ht-tps://www.sohu.com/a/404208813_107808? _f=index_betapagehotnews_4,2020.

### 一、大数据相关指导政策及文件

近年来,我国政府对健康医疗大数据发展的重视程度不断提高。2015 年,国务院发布《促进大数据发展行动纲要》(国发〔2015〕50 号),贯彻落实党中央、国务院决策部署,全面推进我国大数据发展和应用,加快建设数据强国。随后国家各部委陆续出台相关政策,推进各个领域大数据应用和创新发展,主要政策梳理见表 4-1。

表 4-1　医学大数据相关指导文件

| 文件名称 | 主要目的 |
| --- | --- |
| 《全国医疗卫生服务体系规划纲要(2015—2020 年)的通知》(国办发〔2015〕14 号) | 贯彻落实《中共中央关于全面深化改革若干重大问题的决定》《中共中央 国务院关于深化医药卫生体制改革的意见》和《国务院关于促进健康服务业发展的若干意见》(国发〔2013〕40 号)精神,促进我国医疗卫生资源进一步优化配置,提高服务可及性、能力和资源利用效率,指导各地科学、合理地制订实施区域卫生规划和医疗机构设置规划 |
| 《关于运用大数据加强对市场主体服务和监管的若干意见》(国办发〔2015〕51 号) | 充分运用大数据先进理念、技术和资源,加强对市场主体的服务和监管,推进简政放权和政府职能转变,提高政府治理能力 |
| 《关于积极推进"互联网＋"行动的指导意见》(国发〔2015〕40 号) | 把互联网的创新成果与经济社会各领域深度融合,进一步促进社会发展 |
| 《促进大数据发展行动纲要》(国发〔2015〕50 号) | 明确把大数据作为国家的发展战略,并写入十三五规划纲要,在"公共服务大数据工程"专栏中,对医疗健康服务大数据提出了明确要求,构建电子健康档案、电子病历数据库,建设覆盖公共卫生、医疗服务、医疗保障、药品供应、计划生育和综合管理业务的医疗健康管理和服务大数据应用体系。探索预约挂号、分级诊疗、远程医疗、检查检验结果共享、防治结合、医养结合、健康咨询等服务,优化形成规范、共享、互信的诊疗流程。鼓励和规范有关企事业单位开展医疗健康大数据创新应用研究,构建综合健康服务应用 |
| 《关于促进和规范健康医疗大数据应用发展的指导意见》(国办发〔2016〕47 号) | 规范和推动健康医疗大数据融合共享、开放应用。从夯实应用基础、深化应用、规范和推动"互联网＋健康医疗"服务、加强保障体系建设等 4 个方面部署了 14 项健康医疗大数据重点任务和重大工程 |

续表

| 文件名称 | 主要目的 |
| --- | --- |
| 《国家创新驱动发展战略纲要》 | 强调科技创新是提高社会生产力和综合国力的战略支撑,必须摆在国家发展全局的核心位置 |
| 《国家信息化发展战略纲要》 | 根据新形势规范和指导未来 10 年国家信息化发展。到 2020年,核心关键技术部分领域达到国际先进水平,信息产业国际竞争力大幅提升,信息化成为驱动现代化建设的先导力量;到 2025 年,建成国际领先的移动通信网络,根本改变核心关键技术受制于人的局面,实现技术先进、产业发达、应用领先、网络安全坚不可摧的战略目标,涌现一批具有强大国际竞争力的大型跨国网信企业;到 21 世纪中叶,信息化全面支撑富强民主文明和谐的社会主义现代化国家建设,网络强国地位日益巩固,在引领全球信息化发展方面有更大作为 |
| 《"健康中国 2030"规划纲要》 | 贯彻落实党的十八届五中全会精神、保障人民健康、积极参与全球健康治理、履行我国对联合国"2030 可持续发展议程"承诺 |
| 《"十三五"全国人口健康信息化发展规划》(国卫规划发〔2017〕6 号) | 指导人口健康信息化建设和推动健康医疗大数据应用发展,提高人民群众获得感,增强经济发展新动能 |
| 《智慧健康养老产业发展行动计划(2017－2020 年)》(工信部联电子〔2017〕25 号) | 发展健康养老数据管理与服务系统,开展健康养老大数据的深度挖掘与应用,建立智慧健康养老标准体系等 |
| 《基层医疗卫生服务能力提升年活动实施方案》(国卫办基层函〔2017〕238 号) | 落实以基层为重点的新时期卫生与健康工作方针,加强基层医疗卫生机构服务能力建设,推动分级诊疗制度建设 |
| 《国务院办公厅关于促进"互联网＋医疗健康"发展的意见》(国办发〔2018〕26 号) | 坚持以人为本、创新驱动、规范有序、安全可控、开放融合、共建共享的原则,加强健康医疗大数据的标准管理、安全管理和服务管理,推动健康医疗大数据惠民应用,促进健康医疗大数据产业发展 |
| 《国家健康医疗大数据标准、安全和服务管理办法(试行)》国卫规划发〔2018〕23 号 | 到 2025 年,网络化、智能化、服务化、协同化的"互联网＋"产业生态体系基本完善,"互联网＋"新经济形态初步形成,"互联网＋"成为经济社会创新发展的重要驱动力量 |

　　2015 年,国务院发文《关于印发促进大数据发展行动纲要的通知》,明确把大数据作为国家的发展战略,并写入十三五规划纲要,在"公共服务大数据工程"专栏中,对医疗健康服务大数据提出了明确要求,构建电子健康档案、电子病历

数据库,建设覆盖公共卫生、医疗服务、医疗保障、药品供应、计划生育和综合管理业务的医疗健康管理和服务大数据应用体系。探索预约挂号、分级诊疗、远程医疗、检查检验结果共享、防治结合、医养结合、健康咨询等服务,优化形成规范、共享、互信的诊疗流程。鼓励和规范有关企事业单位开展医疗健康大数据创新应用研究,构建综合健康服务应用。

2016 年,国务院印发《"十三五"国家信息化规划》,明确提出要建立统一开放的大数据体系,加强数据资源规划建设,构建统一高效、互联互通、安全可靠的国家数据资源体系,推动数据应用,强化数据资源管理,注重数据安全保护。

同年,国务院办公厅发布的《关于促进和规范健康医疗大数据应用发展的指导意见》是针对医疗大数据的首个顶层文件,首次提出医疗大数据是国家级的战略资源,明确医疗大数据发展"以人为本,创新驱动""规范有序,安全可控""开放融合,共建共享"的基本原则,以及人口健康信息平台互通,建成国家医疗卫生信息分级开放应用平台,实现基础数据资源跨部门、跨区域共享,建成区域临床医学数据示范中心等六大发展目标。

2018 年,《国务院办公厅关于促进"互联网+医疗健康"发展的意见》(国办发〔2018〕26 号)提出要坚持以人为本、创新驱动、规范有序、安全可控、开放融合、共建共享的原则,加强健康医疗大数据的标准管理、安全管理和服务管理,推动健康医疗大数据惠民应用,促进健康医疗大数据产业发展。

同年,国家卫生健康委员会发布《国家健康医疗大数据标准、安全和服务管理办法(试行)》(国卫规划发〔2018〕23 号),指出到 2025 年,网络化、智能化、服务化、协同化的"互联网+"产业生态体系基本完善,"互联网+"新经济形态初步形成,"互联网+"成为经济社会创新发展的重要驱动力量。

此外,一些省、市也出台相关专门规划,如《上海推进大数据研究与发展三年行动计划(2013—2015 年)》《广东省大数据发展规划(2015—2020 年)》《贵州省大数据产业发展应用规划纲要(2014—2020 年)》《武汉市大数据产业发展行动计划(2014—2018)》《厦门市大数据应用与产业发展规划(2015—2020 年)》等。

**二、科研投入**

2014 年 3 月,《国务院关于改进加强中央财政科研项目和资金管理的若干意见》(国发〔2014〕11 号)提出优化整合各类科技计划(专项、基金等),以更好地满足国家战略需求和科技发展需要。2014年12月,国务院印发《关于深化中央财政科技计划(专项、基金等)管理改革方案》(国发〔2014〕64号),优化科技计划(专项、基金等)布局,根据国家战略需求、政府科技管理职能和科技创新规律,将中央各部门管理的科技计划整合形成5类科技计划,分别为国家自然科学基金、国家科技重大专项、国家重点研发计划、技术创新引导专项(基金)、基地和人才专项。

其中,除去国家自然科学基金、技术创新引导专项(主要支持企业科技创新)外,与健康医疗相关的专项包括国家科技重大专项中的"新药创制重大专项""艾滋病、肝炎与肺结核防治研究",重点研发计划中的"重大慢性非传染性疾病防控研究""精准医学研究""干细胞及转化研究""生殖健康及重大出生缺陷防控研究""主动健康和老龄化科技应对研究""中医药现代化研究""数字诊疗装备研发""生物医用材料研发与组织器官修复代替""生物安全关键技术研发""智能机器人"等,各专项中对医学健康大数据相关的研究均进行了布局。

### 三、医学大数据应用发展的主要制约因素

#### (一)制度机制

健康医疗大数据既包括诊疗数据,也包括医保、公共卫生数据,这些数据储存在各个医疗机构或其他机构的数据库中,涵盖在整个健康医疗行为中。大数据的工作流程包括积累、获取、存储、管理、加工、分析挖掘、应用。从较为表层、未经处理(或简单处理)的原始医疗数据到利用数据做医疗质量和科研分析,这其中每个环节都体现了大数据的工作流程。无论管理部门,还是科研工作者,虽都越来越意识到数据协同共享的重要性,但目前信息孤岛,尤其是医疗健康领域的信息孤岛仍普遍存在。推动医疗卫生健康数据互联共享是一项体系化工程,包括数据确权、数据隐私、数据安全、数据标准、数据挖掘利用技术等诸多方面。

#### (二)标准规范

医疗健康大数据来源广泛、结构复杂、标准不一,涉及跨机构、跨区域、跨行业的问题,数据整合面临很多的难题,标准的不统一造成整合难度加大或者根本无法整合。目前,国家卫生健康委员会已经建立了近300项卫生信息标准,初步建立国家卫生信息标准体系框架,完成了以电子健康档案、电子病历、卫生信息平台等相关标准的制定,但是在信息标准数量、制定时效性、标准应用推广及标

准制修订资金支持方面仍存在很多不足。

### (三)隐私保护

大数据意味着大责任、大伦理,任何单位或个人使用大规模健康大数据时均应该严格申请审查并备案,在法律允许的框架内使用相关数据,承担风险责任。相对于西方发达国家在数据共享方面积累的成功经验,我国很多数据仅供内部使用或者科研使用。健康大数据不可避免地涉及人群的隐私信息,包括身体现况、健康史、个人信息,甚至基因、蛋白数据等,如若泄露,极可能会使患者的日常生活遭到难以预料的侵扰。当用户使用健康服务时,如就诊、在线咨询等,往往希望通过披露个人健康隐私信息,获得恰当的健康服务,与此同时泄露患者隐私信息的可能性就越大,危害更严重。因此,如何在异构、动态、分布式的海量信息环境中鼓励人们在传播和分享信息的同时注意保护个人的信息隐私安全,不仅仅是技术问题,更是法律和公共管理问题。

### (四)存储安全[1]

存储安全保障的最终目标是保障数据信息的完整、不受损坏、不被窃取。随着存储安全新隐患、新情况的不断涌现,任何一种存储安全产品都不可能保障绝对存储安全。数据恢复能够在第一时间、将负面影响降至最低点,最大限度地减少各种损失。从欧美信息化发展程度较高的国家近几年研发方向来看,未来存储安全的核心是以数据恢复为主,兼顾数据备份和数据擦除。由于中国人口规模十分庞大、信息量巨大,因此,健康大数据的存储还有牵涉公众利益甚至国家安全的特殊性。

### (五)数据质量

医疗卫生领域生成了大规模的数据,但是数据往往只是一次性应用,并没有实现大数据的价值。其中一个重要原因就是数据质量问题,我国临床数据资源丰富,海量数据埋藏在医院运营与病历信息中,可以称之为"数据大",但是基础数据繁杂,内容缺失严重,数据链片段化、碎片化、不完整,因此,中国医疗健康大数据质量堪忧。为了便于进行健康大数据分析,需要解决数据的多源异构性、数据的质量问题。

---

[1] https://baike.baidu.com/item/％E6％95％B0％E6％8D％AE％E5％AD％98％E5％82％A8％E5％AE％89％E5％85％A8/9993308？fr＝aladdin.

# 第五节　区　块　链

区块链技术的产生并非偶然,而是互联网技术发展到一定时期的必然结果。区块链技术最初源于比特币[1],是比特币等虚拟数字货币的核心支撑技术,目的是解决在没有可信的中心机构及信息不对称、不确定的情况下,如何构建一个"信任"生态体系来满足活动发生、发展的需求。作为计算机科学领域的前沿技术,区块链技术有望成为继蒸汽技术革命、电力技术革命、信息技术革命之后的又一颠覆式创新技术革命。区块链是将数据区块按照时间先后顺序以链表的方式组成的数据结构,并结合共识机制、密码学等方式实现不可撤销、不可伪造的分布式交易验证的去中心化账本,能够对具有时间先后关系且能在系统内进行验证的数据信息实现可靠存储。

## 一、发展背景

区块链技术在 2008 年中本聪发表的《比特币:一种点对点的电子现金系统》[2]中首次提出,是一种由密码学支撑、按照时间顺序存储的分布式共享数字账本。它提供了一套安全、稳定、透明、可审计且高效的交易数据记录和信息交互的架构,是未来社会发展中解决信任危机的一种革命性技术。

比特币本质上是由分布式网络系统生成的数字货币,其发行过程不依赖中心权威机构,取而代之的是分布式网络中的所有节点共同治理,所有节点共同参与一种称为工作量证明(proof of work,POW)的共识过程来对比特币网络中的交易进行验证与记录。POW 共识过程(俗称挖矿,参与挖矿的节点称为矿工)通常是各节点贡献自己的计算资源来竞争解决一个难度可调整的数学问题,第一个成功解决该数学问题的矿工将获得区块(矿工在一段时间内收到的交易的集合)的记账权,同时获得比特币系统为每个记账节点分配的挖矿奖励(一定量的比特币和其中的交易费用)。获得奖励的矿工有责任将当前时间段的所有比特

[1] NAKAMOTO S.Bitcoin:A Peer-to-Peer Electronic Cash System[EB/OL].https://bitcoin.org/bitcoin.pdf:bitcoin,2018.

[2] NAKAMOTO S.Bitcoin:A Peer-to-Peer Electronic Cash System[EB/OL].[2019-05-13].https://bitcoin.org /bitcoin.pdf.

币交易打包记入一个新的区块,按照时间顺序链接到比特币主链上,目前区块链的发展可以分为如下 3 个阶段。

(1)区块链 1.0 可编程货币阶段。区块链技术是伴随着数字货币比特币而生,随后还产生了莱特币、以太币等数字货币。数字货币在支付过程中,不再需要中心权威机构参与,降低了支付成本,对传统的金融市场有强烈的影响。

(2)区块链 2.0 可编程金融系统。在比特币成功应用以后,研究者将其应用扩展到其他的金融领域。智能合约[1]的理念在 1995 年就已经被法律学者尼克·萨博提出来,但是由于技术问题一直被搁置。区块链很好地解决了智能合约中的技术难题,使得可编程的智能合约可以应用于金融领域。区块链的应用范围从单一的数字货币扩展到其他金融领域。

(3)区块链 3.0 可编程社会。随着区块链技术的发展,区块链开始被应用于物联网、智慧农业、医疗、供应链、匿名投票等领域。由此,区块链技术已经开始对互联网产生了根本的影响。

## 二、技术特点

区块链具有去中心化、多方维护、时序数据、智能合约、不可篡改、开放共识、安全可信等特性。

### (一)去中心化

验证链上数据的验证、核算、存储、维护和传输等过程均依赖分布式系统结构,运用纯数学方法代替中心化组织机构在多个分布式节点之间构建信任关系,从而建立去中心化的可信的分布式系统。

### (二)多方维护

激励机制可确保分布式系统中的所有节点均可参与数据区块的验证过程,并通过共识机制选择特定节点将新产生的区块加入区块链中。

### (三)时序数据

区块链运用带有时间戳信息的链式结构来存储数据信息,为数据信息添加时间维度的属性,从而可实现数据信息的可追溯性。

---

[1] SZABO N.The Idea of Smart Contracts[EB/OL].[2019-05-13].http://szabo.best.vwh. net /smart_contracts_idea.html.

### (四)智能合约

区块链技术能够为用户提供灵活可变的脚本代码,以支持其创建新型的智能合约,例如,以太坊等开源社区平台利用完善的脚本语言为用户提供了任意精准定义的智能合约,实现了数据信息在多个互不信任对象之间的可信共享智能合约等。

### (五)不可篡改

在区块链系统中,因为相邻区块间后序区块可对前序区块进行验证,篡改某一区块的数据信息,则需递归修改该区块及其所有后序区块的数据信息,且需在有限的时间内完成,然而每一次哈希的重新计算代价是巨大的,因此可保障链上数据的不可篡改性。

### (六)开放共识

在区块链网络中,每台物理设备均可作为该网络中的一个节点,任意节点可自由加入且拥有一份完整的数据库拷贝。

### (七)安全可信

数据安全可通过基于非对称加密技术对链上数据进行加密来实现,分布式系统中各节点通过区块链共识算法所形成的算力来抵御外部攻击,保证链上数据不被篡改和伪造,从而具有较高的保密性、可信性和安全性。

## 三、区块链在医学卫生健康中的应用

### (一)区块链技术应用于防篡改与安全

区块链技术的基本特点是链式结构保证数据不可更改。而现代医学作为一种循证医学,立足于医疗证据,以数据信任和安全为基础,区块链技术则解决了可信的存证和不可更改存证。有学者提出了基于区块链技术的中医电子病历系统架构,旨在通过签名认证和时间戳特性,有效保障医院及患者的利益。在医疗领域手术安全中,国外学者[1]运用"JCI＋AI＋区块链"的综合解决方案保障手术患者的安全。在医疗领域,数据信息的授权分发与安全传输的重点在于数据的权属认定,以及由分发过程形成的数据所有者和使用者之间的信任链,而区块

[1] Lee S,Lee W.Tree problems of the Resource Chain trust model for P2P storage cloud [C]//ICTC 2012.IEEE,2012.

链技术就能很好地实现这个目标。

### (二)区块链技术应用于医疗数据的存储与管理

国外学者[1]提出把区块链集成为一个访问控制层,将医疗记录存储在医院的数据库中,指向电子健康记录哈希值的索引。国内学者提出了 Mi Store,一个基于区块链的医疗保险存储系统,即将所有相关数据都存储在区块链中,因此保险公司、服务器和医院只需要较小的内存和 CPU 即可运行。还有学者希望建立大规模的医疗档案保管库,区块链中的链接作为一个应用程序界面的辅助,允许用户查看磁共振成像结果、X 线检查和病理结果,以及关于特定患者或程序的无数其他信息。

### (三)区块链技术应用于药品溯源与追踪

国外学者提出了一种使用区块链打击药品造假的系统模式,该系统具有在整个生产和分销过程中跟踪药品、开发假冒检测设备及允许参与者在制造商和供应链之间共享数据的潜力。其可利用区块链技术对医药供应链数据进行统计分析,提供溯源数据交易流程、定价策略,以及药品防伪等方面的合理应用。

国内学者也认为通过区块链把药品的追溯认证纳入市场监管中,可以实现购买药品过程的透明化,确保药品的合法性,满足监管需求。其将药品溯源划分为生产环节记录上链、药品包装环节、成品检验及防伪赋码、出入库信息记录、消费者验证 5 个环节。另有学者认为区块链技术能够收集和整合来自整条医疗价值链的参与者组成的分布式网络数据,药品的每一次流通都带有不可更改交易记录的时间戳,全民参与"记账"的方式可以使药品每个环节都得到实时监管。

---

[1] Linn L A,Koo M B.Blockchain For Health Data and Its Potential Use in Health IT and Health Care Related Research[R].2018.

# 第五章

# 数字健康的典型应用

## 第一节　医院信息化建设

医院信息系统是大型医疗机构的中枢系统。其通过计算机、网络、数据库等硬件及配套技术,将临床服务、医技支持、行政管理等业务板块加以整合,实现系统智能化、数字化、一体化。当前医院常用的信息子系统有 HIS、CIS、LIS、EMR、PACS、临床数据中心(clinical data repository,CDR)等。信息技术已成为提高医院科学管理水平、医疗服务质量和医疗工作效率的有力手段,加快信息化建设是深化医院改革、促进医院发展的必然要求。

医疗信息系统的整合和优化水平直接决定着医院信息化建设的水平。近年来,医疗信息化的快速发展,人工智能、云计算、大数据等新兴技术不断融入医疗信息化建设,参与程度越来越深,很大程度上提升了医院的运行效率,促进了医疗机构的快速、高质量发展。"智慧医院"是近年来出现的一种医院发展理念,其建立在人工智能、云计算、大数据等技术基础之上,运用优质的数据基础,旨在多种新兴技术基础上为患者提供全新的医疗健康服务场景,从而助力传统型医院转型升级。

当前,我国医院信息化建设与应用已进入快速发展新阶段。国内二级以上医院基本建成 HIS、LIS、PACS 等基础信息系统,实现患者服务和医院管理的基础数字化;三级医院基本上具备了电子病历、远程医疗、区域影像诊断等信息系统,在惠民服务、医疗业务、医疗管理、医院管理、信息安全方面取得实实在在的应用成果,有效提升医院服务能力,改善患者就医满意度。截至 2022 年末,国家全面健康信息平台基本建成，7 000 多家二级以上公立医院接入省统筹区域平台，2 200 多家三级医院初步实现院内信息互通共享[1]。大多数东部、部分中西部的三甲医院在医院信息平台、移动护理、互联网＋医疗、物联网应用、临床专科智能辅助诊疗、大数据背景下的精准医疗、医疗协同等方面取得有效突破。

## 一、HIS 系统

HIS 系统是指利用计算机软硬件技术和网络通信技术等现代化手段，对医院及其所属各部门的人流、物流、财流进行综合管理，对在医疗活动各阶段产生的数据进行采集、存储、处理、提取、传输和汇总，加工形成各种信息，从而为医院的整体运行提供全面的自动化管理及各种服务的信息系统。

医院信息管理系统主要由硬件系统和软件系统 2 个部分组成。在硬件方面，要有高性能的中心电子计算机或服务器、大容量的存储装置、遍布医院各部门的用户终端设备及数据通信线路等，组成信息资源共享的计算机网络；在软件方面，需要具有面向多用户和多种功能的计算机软件系统，包括系统软件、应用软件和软件开发工具等，要有各种医院信息数据库及数据库管理系统。

从功能及系统的细分讲，医院信息管理系统一般可分成 3 个部分。一是满足管理要求的管理信息系统，二是满足医疗要求的医疗信息系统，三是满足以上两种要求的信息服务系统，各分系统又可划分为若干子系统。此外，许多医院还承担临床教学、科研、社会保健、医疗保险等任务，因此在医院信息管理系统中也应设置相应的信息系统。医院信息管理系统应具备的基本功能包括但不局限于如下内容。

(1)大容量数据存储功能：医院信息尤其是患者信息具有动态数据结构和数据快速增加的特性，因此，医院信息管理系统应具有大容量的存储功能并可以永久保存。

(2)数据共享功能。

(3)数据检索及分析功能：可快速、准确地随时提供医院工作所需要的各种数据，具有单项事务处理、综合事务处理和辅助决策的功能。

(4)有效的数据安全管理与通信功能：确保数据的准确、可靠、保密和安全。

---

[1] 国家卫生健康委对十三届全国人大四次会议第 10294 号建议的答复，http://www.nhc.gov.cn/wjw/jiany/202202/043135aa8fd8405c9c1b6a008a5bf5cd.shtml.

（5）持续运行能力：为了保证医疗活动和医院动作不间断地运转，系统应具备持续运行的功能，特别是应对突发问题的能力，具有切实有效的安全、维护措施，确保系统的安全性。

（6）可持续开发、升级优化能力及与数据库和常规软件的可兼容性。

（7）良好的用户体验环境，终端用户的应用和操作应简单、方便、易学易懂。

（8）系统具有可扩展性。

现代医院规模庞大、关系复杂、对临床信息和管理信息的高度共享和响应时间要求高，因此，以计算机网络为基础的医院信息管理系统应具备以下特点。

（1）硬件与软件的技术支持：计算机、计算机网络（与通信）技术是医院信息管理系统的硬件支撑，网络管理系统、数据库技术与数据库系统是医院信息管理系统的软件环境。

（2）支持网络联机事务处理：医院中的信息流是伴随着各式各样窗口业务处理过程发生的，HIS的分系统、子系统的划分和设计要支持这些日常的、大量的前台事务处理。

（3）支持管理部门的信息汇总与分析：对来自于医院各诊疗单元、行政管理、后勤等部门的大量基础运行数据进行汇总并加以统计分析，可第一时间全面掌握医院运行状况，优化工作目标、计划，支持决策，督促执行；同时可用于对部门、个人的评价与考核。因此，计算机信息系统要支持全院的数据收集、综合、汇总、分析报告与存储的工作。

（4）将复杂多样的医疗信息标准化：医疗信息的种类复杂，涵盖文字、数据指标、图形图表、影像记录等，既有结构化也有非结构化数据，将复杂的医疗信息实现信息标准化、去除无用、冗余信息是信息化的关键。

（5）信息的安全性与保密性：就诊患者的个人信息、诊疗记录涉及患者的隐私，同时患者就医过程中所涉及的人、财、物等相关信息都应受到严格的保密，医疗及相关信息的安全性、保密性至关重要。

（6）医院信息系统与医院运行的高度关联性：医院信息系统是医院业务运行和管理以及改革方案在信息系统中的映射，医院信息系统的设计、建设及日常运维，对医院的运营、管理应起到促进、全面协助作用；同时信息系统的不足和缺陷也会在实际环境及部门间的协同需求中突现出来；信息系统应根据实际运营中遇到的新问题、新矛盾，作好定期优化、升级。医院信息系统与医院实际运营的这种高度关联关系,是医院信息系统生命周期的具体体现。当医院业务发展到了相对饱和且稳定的阶段,医院信息系统的稳定期会随之出现。

医院信息管理系统是计算机技术、通信技术和管理科学在医院信息管理中的应用,是计算机技术对医院管理、临床医学、医院信息管理长期影响、渗透及相互结合的产物。完善的医院信息管理系统的应用可实现医院整体工作效能、医疗服务质量的大幅提升,同时提高患者就医满意度,主要体现在以下方面。

(1)就医流程的优化。通过各种成熟技术,如磁卡、条形码、手机短信、移动客户端、微信小程序等,着力解决诸如门诊"三长一短"(挂号、划价、取药的排队时间过长,医师为患者诊察的时间过短)等现象。

(2)医疗质量最佳化。充分利用系统信息及集成,让医师及时全面了解患者的各种诊疗信息,为快速准确诊断患者疾病奠定良好基础,通过各种辅助诊疗系统的开发,来提高检查结果的准确性与及时性。同时,辅以临床决策支持系统、网上会诊系统等,把医务人员各种可能的差错降到最低,达到医疗质量最佳化。

(3)工作效率最高化。充分利用已有的信息平台,将各种现代通信技术(如掌上电脑)、自动化设备和实验室自动化系统引入医院信息数字化建设中,减轻工作强度,提高工作效率。

(4)病历电子化。将 CT、MRI、X 线、超声、心电图和手术麻醉等影像图片、声像动态,以及神经电生理信号等全新的信息记录在案,使病历信息更加直观和全面,确保医疗信息的完整性。

(5)决策科学化。建立强大的医院管理和诊疗数据库等系统,使得管理和诊疗决策完全建立在科学的基础上,不断提高管理和诊疗决策水平。

(6)办公自动化。把办公自动化作为医院数字化建设的重要组成部分,特别是公文流转办公的自动化和日常工作管理的自动化构建。

(7)软件及数据标准化。信息标准化是信息集成化的基础和前提,把软件的标准化建设作为医院与医院间互联互通、地区医疗网络构建的重要基础保证贯穿始终。

(8)患者就医全流程管理及后续随访自动化,可通过信息系统做好患者治疗后续的随访、健康教育、复诊提醒等。

二、LIS 系统

传统的检验科检查工作量大,任务繁重,报告结果处在原始的手工抄写,登记阶段,难免会出现人为错误或遗漏;患者报告单丢失后结果难以查询;临床医师不能对患者诊疗结果进行动态追踪,科室或医院后勤管理者不能动态掌握仪器设备使用和试剂消耗情况,收费部门手工计费也容易发生漏收或错收情况等。作为针对医院检验科开发应用的 LIS 信息管理系统,使检验医学步入了一个以自动化、信息化、网络化为主要特征的新时代。LIS 系统能将实验仪器与计算机组成网络,使患者样品登录、实验数据存取、报告审核、打印分发,实验数据统计分析等繁杂操作过程实现了智能化、自动化和规范化管理。其可充分发挥各种自动化仪器批量、快速、准确检测的优势,高效率处理高速增长的实验数据,完全缓解了自动化仪器测定的高速度与手工报告结果的低效率之间的矛盾;通过数字化传输、展示、保存检查结果,加快了检验结果向临床的反馈速度,方便临床医师查阅报告比较分析结果,从而提高了对危重患者救治时效、水平。

更为重要的是 LIS 通过建立规范、统一的报告单,确保不发生分析后误差,大大提高了数据可靠性,通过对过程中质量控制的实时监测、分析、预警,提高检验质量,通过集中管理检验信息,便于查找问题、分析原因,改进工作,加强全过程质量管理。当前 LIS 系统已经成为现代化医院管理中不可或缺的重要组成部分。LIS 主要功能模块包括如下内容。

(1)检验工作站:是 LIS 系统最大、最重要的应用模块,也是检验技师的主要工作平台。负责日常数据处理工作,包括标本采集、标本数据接收、数据处理、报告审核、报告发布、报告查询等。

(2)医师工作站:主要包括患者信息浏览、历史数据比较、历史数据查询等功能。使医师在检验结果报告出来后可第一时间得到患者的检验结果,并可对同一个患者的检验指标进行不同时间维度的比较,显示其变化曲线。

(3)护士工作站:具有标本接收、生成回执、条码打印、标本分发、报告单查询、打印等基本功能。

(4)审核工作站:主要的功能是费用管理的稽查,包括仪器日志查询分析、急诊体检特批等特殊号码的发放及使用情况查询与审核、正常收费信息的管理等功能。

(5)血库管理:负责血液的出入库管理,包括报废、返回血站等的处理,以及输血管理,包括申请单管理、输血常规管理、配血管理、发血管理等功能。

(6)试剂管理子系统:包括试剂入库、试剂出库、试剂报损、采购定单、库存报警、出入库查询等功能。

（7）主任管理工作站：主要用于员工工作监察、员工档案管理、值班安排、考勤管理、工资管理、工作量统计分析、财务趋势分析等。

综上所述，LIS系统的实施除了对检验质量的全面提升和标准质控，还可以提高检验效率及效益，降低运行成本，人力资源成本，控制费用漏洞。

### 三、PACS系统

随着现代医学的发展需要，临床诊疗和疾病诊断越来越多地依赖于医学影像的检查，随着数字化信息时代的来临，各种先进计算机技术和数字化图像技术的应用为医学影像信息系统的发展奠定了基础。医学影像成像技术也从最初的X射线成像发展到现在的CT、MRI、超声、内镜、血管造影等各种数字成像技术。传统的临床影像胶片或纸质检查结果，随着时间推移，日积月累、年复一年存储保管，堆积如山，为日后的查找和调阅带来诸多困难，丢失影片和资料时有发生，已无法适应现代医疗发展及管理要求。采用数字化影像管理方法来管理海量医学影像资料，解决存储、调阅、传送等问题已经得到医疗行业认可。

PACS影像存档和通信系统是应用在医院影像科室的信息系统，主要的任务是把日常产生的各种医学影像（包括MRI、CT、超声、各种X线机、各种红外仪、显微仪等设备产生的图像）通过各种接口（模拟、DICOM、网络）以数字化的方式海量保存起来，并在一定的授权下能够快速查询、调阅，同时可增加智能辅助诊断管理功能，在远程医疗网络的加持下，亦可增加远程影像诊断会诊的功能。随着计算机软硬件技术、多媒体技术和通信技术的高速发展以及医学发展需求的不断增长，PACS标准化进程不断推进，尤其是美国放射学会和美国电器制造商学会DICOM 3.0标准的普遍接受，目前的PACS已扩展到所有的医学图像领域，如心脏病学、病理学、眼科学、皮肤病学、核医学、超声学以及牙科学等[1]。PACS体现了医院无纸（胶片）化影像诊疗的应用水平，其运转效率直接影响到临床诊断和后续治疗措施，是保障现代医院医疗服务正常运转，不断提质增效的重要基础。

PACS、CIS、LIS、放射学信息系统（radiology information system，RIS）等同属医院信息系统。PASC系统狭义上是指从技术上解决图像处理技术的管理系

[1] https://baike.baidu.com/item/PACS% E7% B3% BB% E7% BB% 9F/5929422? fr = aladdin.

统;CIS 系统是指支持医院医护人员的临床活动,收集和处理患者临床医疗信息的管理系统;RIS 是指放射科的登记、分诊、影像诊断报告及放射科的各项信息查询、统计等基于流程管理的信息系统。PACS 系统投入临床应用与管理,较既往传统影像科业务管理突现出以下优势。

(1)减少物料成本:引入 PACS 系统后,图像均采用数字化存储及传输,节省了大量的介质(纸张,胶片等)。

(2)减少管理成本,大大增加存储期限:数字化存储的特别优势在于影像长期存储不失真,同时节省了大量的介质存储的空间及维护、管理费用,相对于传统纸质、胶片可保存更长时间。

(3)提高临床工作效率:数字化存储使得在任何有网络的地方调阅影像成为可能,也使得影像的异地传输、共享得以实现,大大提高了临床工作效率。

(4)提高医院的医疗水平:通过数字化,可以极大简化医师的工作流程,把更多的时间和精力集中在诊断上,有助于提高医院的诊断水平,同时高清图像处理技术的引进使得以往难以察觉的病变影像学表现变得清晰易见。快捷方便的查询、调阅使得医师能够参考借鉴既往的诊疗经验做出更准确的诊断。

(5)影像数字化,是开展远程医疗的重要基础和支撑,通过远程医疗,偏远地区、基层群众及时获得高质量的临床诊疗服务,还可以促进高水平医院医疗技术的普及,有效提高基层医疗机构医务工作者业务水平;人工智能影像识别诊断系统的支持介入,使临床读片准确率得到保障,最大程度减少了人为失误的可能。

(6)影像数据库为医院提供资源积累:对医院而言,典型的病历图像和报告是非常宝贵的医疗资源,高保真的数字化影像存储和在专家系统下做出的规范的报告是医院的宝贵的技术积累。

医疗数据,信息管理规范化是构建高质量医疗大数据智能分析数据的基础,随着医院信息系统的不断发展和完善,科学管理医疗机构产生的海量医疗数据,挖掘各类型高价值医疗数据,优化医疗数据处理解决方案,不但可以极大程度提高临床诊疗水平和效率,施惠于广大患者,还可以为医疗机构管理者科学管理、决策分析提供有力支撑。

## 第二节 互联网＋医疗

互联网＋医疗是互联网在医疗行业中的新应用,其包括了以互联网为载体和技术手段的健康教育、医疗信息查询、电子健康档案、疾病风险评估、在线疾病咨询、电子处方、远程会诊及远程治疗和康复等多种形式的健康医疗服务。互联网＋医疗,代表了医疗行业新的发展方向,有利于解决中国医疗资源不平衡和人们日益增加的健康医疗需求之间的矛盾,是我国卫生系统积极引导和支持的医疗发展模式。国家高度重视"互联网＋医疗健康"应用发展工作,2018 年,国务院办公厅发布了《关于促进"互联网＋医疗健康"发展的意见》,提出鼓励医疗机构应用互联网等信息技术拓展医疗服务空间和内容,构建覆盖诊前、诊中、诊后的线上线下一体化医疗服务模式,允许依托医疗机构发展互联网医院,并对发展远程医疗提出明确要求。此后,国家卫生健康委相继印发一系列文件,对"互联网＋医疗服务"进行分类,明确互联网医院的性质及与实体医疗机构的关系,并对互联网医院和互联网诊疗活动准入程序和监督提出了要求[1](图 5-1)。

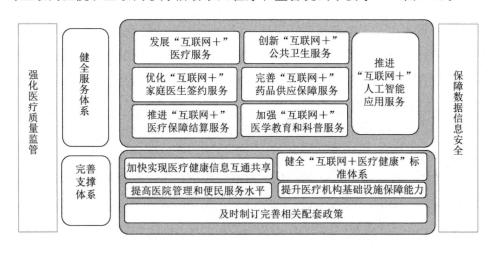

图 5-1　国务院办公厅关于促进"互联网＋医疗健康"发展的意见

[1]　关于政协第十三届全国委员会第五次会议第 00484 号(工交邮电类 058 号)提案答复的函,http://www.nhc.gov.cn/wjw/tia/202301/e4b9f629a65d4d85853634fb31ca1827.shtml.

2009 年我国启动了新一轮医药体制改革,政府陆续出台了许多重大政策,但"看病难、看病贵"的问题依然存在,互联网＋医疗力求以新思路、新形式、新业态,解决传统医疗卫生服务中的各方痛点。在此背景下,各种以互联网＋医疗为核心的新兴诊疗模式应运而生。我国的远程医疗虽然起步较晚,但得益于国家政策的支持,目前在远程医疗覆盖面和互联网医院建设方面均取得了一定成绩,可以说当下正处于互联网＋医疗的快速发展阶段。自 2015 年我国第一家互联网医院乌镇互联网医院成立以来,截至 2020 年底,大多数省份均已建设布局互联网医院,根据国家卫生健康委统计,截至 2021 年 6 月,我国互联网医院数量已超过 1 600 家,初步形成了线上线下一体化医疗服务模式[1]。2017 年至 2020 年底,我国二级以上公立医疗机构开展远程医疗服务占比从 43.3％上升至 63.2％,远程医疗协作网覆盖所有的地级市医疗机构 2.4 万余家,89.5％的城市医疗集团和县域医共体在内部实现了远程医疗[2]。

政策支持是促进远程医疗发展的驱动力。自 2014 年《关于推进医疗机构远程医疗服务的意见》出台以来,国家层面颁布了多项配套政策,支持远程医疗发展。

2015 年 7 月国务院发布《关于积极推进"互联网＋"行动的指导意见》[3],明确未来 3 年及 10 年的"互联网＋"发展目标,文中对"互联网＋医疗"作出明确说明,提出推广医疗卫生在线的新模式,并对移动医疗、远程医疗、互联网健康服务、医疗数据共享和医疗大数据平台等给出具体指导意见,指出"发展基于互联网的医疗卫生服务,鼓励第三方机构成立信息共享信息平台"。

2018 年 7 月,为贯彻落实党中央、国务院重大决策部署,按照《国务院办公厅关于促进"互联网＋医疗健康"发展的意见》有关要求,推动实施健康中国战略,创新服务模式,提高服务效率,保障医疗质量和安全,国家卫生健康委员会和国家中医药管理局组织制定了《互联网诊疗管理办法(试行)》《互联网医院管理办法(试行)》《远程医疗服务管理规范(试行)》,从服务内涵、准入、执业规则、监督管理等方面,规范推动互联网诊疗、互联网医院、远程医疗健康发展[4]。

---

［1］　我国互联网医院超 1 600 家公立医院成建设主力军.https://baijiahao.baidu.com/s? id＝1708437988445943089&wfr＝spider&for＝pc.

［2］　《2020 年我国卫生健康事业发展统计公报》,国家卫生健康委员会。

［3］　http://www.gov.cn/zhengce/content/2015-07/04/content_10002.htm.

［4］　《关于印发互联网诊疗管理办法(试行)等 3 个文件的通知》政策解读.http://www.nhc.gov.cn/yzygj/s7652/201809/a1088db135384cf3bf915be74b09c237.shtml.

2020年2月,国家卫生健康委员会、教育部、医保局、药监局等多部门联合发布《关于加强医疗机构药事管理促进合理用药的意见》,明确指出要规范"互联网＋药学服务",浙江、山东等地也出台相关举措积极探索互联网购药,主要网络售药平台也对个人健康信息登记和疫情防控相关提示进行规范[1]。

2020年4月,国家发展和改革委员会与中共中央网络安全和信息化委员会办公室联合发布了《关于推进"上云用数赋智"行动培育新经济发展实施方案》[2],其中首次从国家层面提到互联网＋医疗可以首诊,并纳入医保,新文件的发布从一定意义上为互联网＋医疗首诊开放带来转机。

2020年7月,国务院办公厅印发《关于进一步优化营商环境更好服务市场主体的实施意见》[3],提出在保证医疗安全和质量前提下,进一步放宽互联网诊疗范围,将符合条件的互联网＋医疗服务纳入医保报销范围,制定并公布全国统一的互联网＋医疗审批标准,加快创新型医疗器械审评审批并推进临床应用。

结合我国实际情况及互联网发展现状,截至2021年6月,我国网民规模达10.11亿,较2020年12月增长2 175万,互联网普及率达71.6％[4]。10亿用户接入互联网,形成了全球最为庞大的数字社会。中国互联网络信息中心2021年10月发布的第48次《中国互联网络发展状况统计报告》显示,截至2021年6月,中国在线医疗用户规模达2.39亿[5]。庞大的用户规模从侧面反映出互联网＋医疗代表了医疗行业新的发展方向,其存在和发展,有利于解决我国人民群众日益增加的健康医疗需求与医疗资源供给之间的矛盾。

从我国人口地域分布及社会发展现状来看,目前我国80％的人口分布在县级及以下医疗卫生资源相对欠发达的地区,而我国医疗卫生资源80％分布在大、中型城市,地区医疗水平发展不平衡、医疗资源分布不均等问题较为突出。加之我国地域辽阔,人口众多,边远地区的患者由于当地的医疗条件相对落后,危重、疑难患者要想得到更好的医治,需送到上级医院进行专家会诊。这不仅增加了患者经济上的负担,更会因为长途转运给患者带来更多的不适,甚至耽误诊

---

[1] https://view.inews.qq.com/k/20210325A0CUG600? web_channel＝wap&openApp＝false.

[2] https://www.ndrc.gov.cn/xxgk/zcfb/tz/202004/t20200410_1225542_ext.html.

[3] http://www.gov.cn/xinwen/2020-07/21/content_5528745.htm.

[4] https://baijiahao.baidu.com/s? id＝1709209753294957842&wfr＝spider&for＝pc.

[5] 互联网医疗缓解"看病难".http://www.gov.cn/xinwen/2021-10/11/content_5641788.htm.

疗。而远程医疗的推广和应用可以在一定程度上缓解因专家资源与中国人口分布不平衡而导致的医疗资源分布不均衡的现状。

特别是在抗击新冠肺炎疫情的大环境、大背景下,远程医疗服务以其线上、实时和可视化等特有优势得到了快速发展和全面应用。北京、湖北、江苏、浙江、广东等地利用已搭建的互联网平台推出在线医师咨询、发热门诊、常见病及慢性病复诊和在线处方等服务,有效缓解了疫情防控下患者寻医问药及实体医疗机构就诊的压力。除此之外,疫情是远程医疗发展的催化剂,提高了民众对远程医疗的认知态度和使用意愿。

尽管当前远程医疗的发展还不能解决所有问题,但它对于患者在不受时间、空间条件限制,及时得到高效、准确的诊疗和更高水平的医疗服务,特别是在助力全面深化医药卫生体制改革,提升基层医疗卫生服务能力,优化疫情防控期间的寻医问药等方面具有十分重要的意义和价值。在国家政策推动与技术支持的大环境下,随着 5G 技术在远程医疗中加深应用、移动医疗终端的普及、医疗物联网的发展、医疗机构参与度的提高,远程医疗规模将持续扩大。有数据显示[1],2018 年我国远程医疗市场规模已超 100 亿元,截至 2019 年 11 月底,已建成互联网医院数量达到 294 家,互联网医院建设进入加速期。预计到 2025 年,远程医疗市场规模有望超过 700 亿元[2]。

# 第三节　智慧医疗

医疗资源特别是医疗人力资源在全世界范围内都属于稀缺资源,供求关系的不平衡在一定程度上加重了患者看病难的问题。既往我国医疗卫生事业发展过程中,存在"重医疗,轻预防;重城市,轻基层;重大型医院,轻社区卫生"的情况,人民群众在寻医就诊过程中高度依赖大型医院,更加重了就医矛盾,大医院、大专家一号难求的现象长期存在。因此,方便快捷的就医过程,特别是预约挂号成为用户对医院资源最大的需求。

---

[1]　https://baijiahao.baidu.com/s? id=1666903265843271934&wfr=spider&for=pc.

[2]　https://www.chinairn.com/news/20221024/13520998.shtml.

近年来，物联网、智能手机、移动医疗等技术、终端的快速发展和普及应用为智能医疗、智能医院提供了发展基础和大环境。高效、高质量和可负担的智慧医疗，对患者来说，不但可以简化就医流程，有效提高医疗质量，更可以合理降低医疗费用的同时，提升患者就医体验和满意度；对医师来说，可减少执业强度、优化工作时间，更能提高患者管理质量、提高诊治水平；对医院来说，可拉进与患者的距离，及时了解患者需求，有利于构建和谐的医患关系。与此同时，通过对不同医疗机构间搭建起资源共享平台，整合利用社区服务资源，加上基础设施保障三方协助，真正使得小病在社区，大病进医院，康复回社区的居民就诊就医模式成为现实。

智慧医疗是运用云计算、大数据、物联网、移动互联网和人工智能等技术，通过建立互联、物联、感知、智能的医疗服务环境，整合医疗资源、优化服务流程、规范诊疗行为、提高诊疗效率、辅助临床决策、优化医院管理，从而实现患者就医便利化，医疗服务智能化，以及医院管理精细化的一种创新型医疗应用及模式。近年来，智慧医疗相关技术的快速发展在一定程度上促进了医疗机构的高质高效发展，"智慧医院"作为智慧医疗的载体充分展示了其发展理念，在为患者提供全新医疗健康服务的同时，大大促进了传统型医疗机构向智慧型医疗机构的转型升级。

智慧医疗既包括诊断和治疗过程中的智能化，也包括预防、筛查以及康复过程中的智能化。主要由 3 个部分组成，分别为智慧医院系统、区域卫生系统、家庭健康系统。从技术角度分析，智慧医疗的概念框架包括基础环境、基础数据库群、软件基础平台及数据交换平台、综合运用及其服务体系、保障体系 5 个方面。综合应用及其服务体系包括智慧医院系统、区域卫生平台和家庭健康系统 3 类综合应用。保障体系包括安全保障体系、标准规范体系和管理保障体系 3 个方面。从技术安全、运行安全和管理安全 3 个方面构建安全防范体系，确保基础平台及各个应用系统的可用性、机密性、完整性、抗抵赖性、可审计性和可控性[1]。

## 一、智慧医院

### （一）智慧医院的组成

智慧医院是运用云计算、大数据、物联网、移动互联网和人工智能等技术，通

---

[1] https://baike.baidu.com/item/%E6%99%BA%E6%85%A7%E5%8C%BB%E7%96%97/9875074? fr=aladdin.

过建立互联、物联、感知、智能的医疗服务环境,整合医疗资源,优化医疗服务流程,规范诊疗行为,提高诊疗效率,辅助临床决策和医院管理决策,实现患者就医便利化,医疗服务智慧化,医院管理精细化的一种创新型医院[1],其实质是根据智慧医疗概念对医疗机构的信息化建设。

智慧医疗与智慧医院有很多共性,其不同在于智慧医疗更侧重于问诊和治疗过程的智慧化,主要对应手术机器人、问诊机器人、远程手术、AI 影像诊断等技术;智慧医院更侧重于医院管理工作全流程的智慧化。

智慧医院一般由数字医院和提升应用 2 个部分组成。

数字医院包括,但不限于 HIS、LIS、PACS 和传输系统以及医生工作站 4 个部分。提升应用包括远程图像传输、海量数据计算处理等技术在数字医院建设过程的应用,实现医疗服务水平的提升。常见的应用场景包括以下内容。

(1)远程探视,避免探访者与患者的直接接触,杜绝传染性疾病的传播,缩短恢复进程,切实方便异地就医患者。

(2)远程会诊,通过技术手段,切实推动高水平医疗技术下沉,支持跨地域优质医疗资源,特别是人力资源发挥最大效益,促进医疗服务均质化。

(3)自动监测预警,对病患的生命体征数据进行实时监控,提升重症护理效率,降低护理成本。

(4)临床决策系统,为临床决策者提供诊疗方案、经典案例、专家共识等信息支撑,协助医师全面分析患者病情及病历信息,为制定准确有效的治疗方案提供基础。

(5)智慧处方,根据患者过敏和既往用药史,药品产地批次、处方变更等信息,为慢性病治疗和保健提供参考。

**(二)智慧医院的建设目标**

(1)智慧医疗面向医务人员,以电子病历为核心的信息化建设,电子病历和影像、检验等系统的互联互通。2010 年,为规范医疗机构电子病历管理、临床使用,促进医疗机构信息化建设,卫生部印发《电子病历基本规范(试行)》。2018 年,国家卫生健康委制定了《电子病历系统应用水平分级评价管理办法(试行)》,将电子病历分为 8 级管理,并提出了"所有三级医院在 2019 年达到分级评价 3 级以上,到

---

[1] 《智慧医院建设指南》,全国标准信息公共服务平台。

2020 年达到 4 级以上;所有二级医院在 2020 年达到 3 级以上"的目标。

（2）智慧服务面向患者,2019 年,国家卫生健康委发布《医院智慧服务分级评估标准体系(试行)》,将医院"智慧服务"分成 5 级,主要指医院(特别是三级医院)利用互联网、物联网等信息化手段,为患者提供预约诊疗、候诊提醒、院内导航等服务,范围涵盖诊前、诊中、诊后和基础安全等就诊全流程。

（3）智慧管理面向医院,指医院运用物联网、大数据等技术进行内部管理,用信息化手段辅助医院管理者进行精准决策,涵盖后勤、运营等领域的智慧用电、能耗在线监测等系统建设,也包括科研、教学方面智慧化管理的内容,相当于为医院配备"智能管家"。

## 二、区域卫生系统

区域卫生系统由公共卫生系统和区域卫生平台 2 个部分组成。

公共卫生系统由卫生监督管理系统和疫情发布控制系统组成。

区域卫生平台包括收集、处理、传输社区、医院、医疗科研机构、卫生监管部门记录的所有信息的区域卫生信息平台。包括旨在运用尖端的科学和计算机技术,帮助医疗单位及其他有关组织开展疾病危险度的评价,制订以个人为基础的危险因素干预计划,减少医疗费用支出,以及制订预防和控制疾病的发生和发展的电子健康档案,常见的应用场景包括以下内容。

（1）社区医疗服务系统,提供一般疾病的基本治疗,慢性病的社区护理,大病向上转诊,接收恢复转诊的服务。

（2）科研机构管理系统,对医学院、药品研究所、中医研究院等医疗卫生科院机构的病理研究、药品与设备开发、临床试验等信息进行综合管理。

## 三、家庭健康系统

家庭健康系统亦称家庭保健信息系统,是最贴近市民的健康保障,包括针对行动不便无法送往医院进行救治患者的视讯医疗,对慢性病及老幼患者的远程照护,对智障、残疾、传染病等特殊人群的健康监测,还包括自动提示用药时间、服用禁忌、剩余药量等的智能服药系统[1]。

---

[1] https://wenku.baidu.com/view/6c2edfa087868762caaedd3383c4bb4cf7ecb7d1.html?_wkts_=1679487324933&bdQuery=%E5%AE%B6%E5%BA%AD%E5%81%A5%E5%BA%B7%E7%B3%BB%E7%BB%9F.

智慧医疗有助于医师搜索、分析和引用大量科学证据以支持临床诊断;在不同医疗机构间,构建起医疗信息整合平台,将医院间的业务流程进行整合,医疗信息和资源实现共享和交换;跨医疗机构开展在线预约和双向转诊。相信随着信息技术、通讯技术、移动科技在医疗健康领域的不断融合、持续深耕,高质量、高效率、经济实惠的智慧医疗将彰显其更大的应用价值和优势,使得"小病在社区,大病进医院,康复回社区"的居民就诊就医模式落地成为现实,从而大幅提升医疗资源的合理化分配,真正做到以患者为中心。

# 第四节　数字技术在临床中的应用

数字化、个体化已经成为当前医疗行业发展的热点方向,数字技术介入的外科手术类治疗相较于之前的经验手术,可以实现更加个体化、精准化的治疗。基于 CT 三维重建、计算机辅助设计(computer aided design,CAD)、计算机辅助制作(computer aided manufacturing,CAM)、快速成形 3D 打印技术和外科导航技术等多种数字化技术与临床应用相融合的数字化外科解决方案逐渐成为响应这一需求的关键。

## 一、基于数字外科技术的精准骨科

数字骨科学是骨科临床与计算机数字技术紧密结合的一门新型数字化医学学科,以骨科为基础,以计算机图像处理技术为辅助,涉及生物力学、人体解剖学、材料学、机械工程学、立体几何学、电子学、信息学等领域内容的交叉学科。目前应用于骨科的数字技术主要包括临床计算机辅助设计/计算机辅助制造技术、人体骨肌系统力学仿真技术、三维虚拟仿真与可视化技术、有限元技术、手术导航与机器人辅助技术、医学影像处理与三维建模技术等[1]。数字骨科的发展让骨科手术更为精确,做到了有的放矢,对提升骨科手术效果提供了重要的技术支撑,并不断在骨科临床中得到应用和拓展。

---

[1]　霍莉峰、倪衡建:《数字骨科应用与展望:更精确、个性、直观的未来前景》,《中国组织工程研究》2015 年第 9 期。

数字骨科主要包括以下内容[1]。

### (一)计算机导航手术

利用 X 线装置、CT、MRI 等提供的图像信息,先进的立体定位系统进行配准、定位,辅助外科医师进行各种手术干预。目前临床上,计算机导航手术已经遍及到矫形和创伤外科的各个领域,优势在于优化手术进程,大大提高了手术的精准度和成功率。

### (二)3D 打印技术

自 20 世纪 80 年代末以来,这项起源于先进制造技术的建模方法迅速得到医学领域的高度重视。3D 打印模型可根据真实的患者成像数据,在一次打印中模仿各种组织特性。在骨科首先被应用于术前模拟椎弓根的定位。随之被应用于骨盆及其肿瘤切除后假体的制作。通过与快速成形技术和逆向工程软件的结合,不但可以重建骨折的模型,还可以设计出与之相对应的个体化模板,从而进行内固定材料的预塑形或数字化导航模板,大大节省了术中的时间,提高手术精确度。此外,3D 打印技术还可以根据患者的实时需求,为患者量身定制专属的医疗辅助器械,如假肢、护具、拐杖等。

### (三)虚拟手术规划

基于 CT 数据重建三维模型,在术前模拟手术,为骨折的复位、内固定的选择、手术设计、手术模拟等提供更为准确的依据。其涉及医学影像高效分析处理、人体器官形态与功能模型重构、复杂手术实时交互仿真等诸多关键技术。

### (四)有限元分析

工程上广泛使用的有限元法也是生物力学重要的研究手段之一。由于人体结构的复杂且难于直接测量,所以最初的有限元模型都是二维模型。医学影像科学的进步使得现在研究者可以借助医学图像来建立三维有限元模型。

### (五)数字解剖学

新的计算机技术可以利用连续断层图像进行三维重建,可以精确地显示生物组织复杂的三维结构,并可进行任意旋转、剖切等观察和操作;可以对重建的

[1] https://baike.baidu.com/item/%E6%95%B0%E5%AD%97%E9%AA%A8%E7%A7%91%E5%AD%A6/479875? fromModule=search-result_lemma-recommend.

三维结构进行测量,获得长度、面积、体积和角度等大量精确的解剖参数。基于数字人数据集的高精度三维人体解剖模型,可以更好的观察人体解剖结构及其毗邻关系。

### (六)虚拟现实

随着计算机技术的迅速发展,虚拟现实技术现在已经在医学教学及研究过程中得到了比较成熟的应用,虚拟现实技术不但对医学和辅助医学专业的解剖教学至关重要,在降低教学成本的前提下,提升教学质量,更重要的是虚拟手术可以帮助外科医学进行计算机辅助诊断,手术仿真模拟等操作,从而实现手术的精确和微创。

## 二、数字化口腔医学

数字技术在口腔医学领域的研究与应用,使得口腔临床治疗向微创、精确、高效、自动化前进了一大步,是现代口腔医学重要的发展方向之一。口腔医学数字技术一般指借助数字化扫描、设计与制造等工程技术手段,辅助实现口腔疾病诊疗的一类技术,具体涉及三维数据采集技术、数学建模技术、计算机辅助设计技术、计算机辅助制造技术、机器人技术、人工智能技术、手术导航技术以及相关的材料技术[1]。数字化口腔医学最早起源于上世纪七十年代,八十年代第一台牙科 CAD/CAM 样机问世,开创了以计算机技术为支撑平台的口腔数字医学时代。近年来,数字化技术在口腔医学领域的研发及应用备受行业重视,中华口腔医学会将数字化口腔医学列为 2015～2017 年连续 3 年的学术年会主题,促使数字化技术更加广泛地渗透到口腔医学的各个领域,技术应用更为规范,有力地推动了口腔医学临床技术的快速发展,大幅提高了口腔疾病的诊治水平。

### (一)口腔颌面外科方面

数字化外科技术在 20 世纪 90 年代首先被神经外科医师用于临床,它综合了传统外科、三维图像重建、计算机辅助设计和制造、计算机导航和机器人手术等技术优势。目前,该技术已被广泛应用于口腔颌面部创伤整复、正颌外科、颌

---

[1] 口腔数字化:科技改变椅旁——口腔医学进入数字化时代. https://mp.weixin.qq.com/s?__biz=MjM5OTEzOTUxOQ==&mid=2654135024&idx=3&sn=93550e497610086e775259a90ab9b4ad&chksm=bd0643208a71ca36e12fcbafa9c4df2566f3cf1df4cd6135bd46c3b741b2ff2bd3978e309ed4&scene=27.

骨缺损的修复重建、颅底肿瘤的诊断与治疗等多个领域。相比于传统"经验依赖"的治疗模式,数字化外科技术的主要优势体现在以下方面。

(1)通过三维重建获得直观的三维可视化图像,提高诊断的准确性。

(2)术前制订个性化治疗方案,在模拟手术的过程中及时发现设计缺陷进行改进,提高手术效率。

(3)术中实现精准引导与定位,提高手术精度。

(4)术中精确定位重要解剖结构位置,提高手术和安全性,降低手术并发症风险。

(5)术后提供定量评价方法,利于客观地发现并改进问题。

**(二)颌骨缺损修复重建方面**

外伤和肿瘤切除导致的颌骨缺损是口腔颌面外科临床工作中的难点与研究热点。传统的颌骨重建手术主要依靠术者经验完成,操作复杂,不易控制,难以保证较高的修复精度。近年来,随着"精准医学"概念的提出,个性化、功能性重建成为颌骨缺损重建的目标。数字化技术的发展恰恰符合上述目标并已成为颌骨缺损修复重建手术的常规辅助手段,其优势在于:使复杂结构三维可视化;术前模拟手术有利于发现设计缺陷,及时改进手术方案;精确设计有助于减少手术并发症,提高手术精度和安全性[1]。采用手术导航等数字化外科技术辅助手术,可显著提高颌骨缺损重建的精度,达到个性化、功能性重建的目标,提高患者术后的生命质量,具体应用如下。

(1)术前医师获取患者的CT数据,通过计算机软件进行数字化三维重建,直观地获得上、下颌骨及周围软硬组织的三维图像。

(2)在计算机软件中对肿瘤范围、重要的血管走行及骨性解剖标志进行三维标记,获得三维可视化的视图,便于术者精确判断肿瘤位置、范围及与周围组织结构的关系。

(3)在精确三维重建的基础上,可在术前模拟颌骨切除与重建手术过程,制订精确的手术计划,设计理想的修复效果。

(4)将虚拟设计的数据通过快速成型技术打印出三维模型,并在模型上预制

---

[1] 中华口腔医学会口腔颌面外科专业委员会.导航引导颌骨缺损重建技术流程及操作的专家共识[J].中华口腔医学杂志,2019,54(5):289-296.DOI:10.3760/cma.j.issn.1002-0098.2019.05.001.

成型个性化的钛网或重建钛板等个性化修复装置,用于术中修复缺损或固定移植骨段。打印手术导板与模板,用于术中截骨与塑形,使术前计划精确地转移到实际手术过程中。

(5)通过手术导航技术实现虚拟向现实的转化,在术前根据手术设计进行导航规划,在术中使用手术导航仪辅助手术实施,对截骨的范围、移植骨的位置与方向等进行精确的实时定位,实现术前设计。

### (三)口腔修复方面

口腔修复学的最大特点是医师与技师的紧密配合,将科学性与技术性完美地结合,通过专业的知识与技能,为患者设计并制作具有个性化几何形态、美学效果和生理功能的口腔修复体。

传统纯手工修复技术大量依赖医师和牙科技师的主观经验、操作技巧,修复质量控制难度大。数字化技术的发展突破了传统手工模式的复杂性和局限性,可有效地帮助口腔医师实现精确、自动、高效和微创的精准修复理念。支撑数字化修复的单元技术主要包括数字化印模、修复体 CAD/CAM 和可数字化加工的修复材料。

#### 1.数字化印模

其优点在于准确性,节省印模材料费,降低传统印模感染性,但仍然需要完善的软硬组织管理。数字化印模可分为口内直接扫描(直接法)和牙颌印模/模型的扫描(间接法)。直接法是使用口内扫描仪通过三维扫描、数据处理、三维重建、纹理渲染直接从患者口内生成模型数据。

该法彻底改变了传统口腔修复的印模获取模式,是口腔数字医学的里程碑。与传统技术相比,该法减少了应用印模材时患者可能产生的恶心、误吞、误吸等不适感和风险,并且可以实时补充扫描,更容易保证扫描组织的完整性,避免出现传统实体印模易产生变形、表面缺陷、伸展不足等临床问题。

#### 2.口腔修复 CAD/CAM 技术

口腔修复体设计的目的是获得符合患者个体解剖形态、生理功能需求的修复体外形和内部结构,口腔修复 CAD 软件基于三维扫描设备采集的数字化印模,借助高度自动化、智能化的向导式算法模块,辅以必要的人机交互操作,可模拟从业者熟知的手工流程完成修复体边缘线定义、组织面提取与功能外表面的个性化定制设计,实现高效率、高精度的修复体数字化造型。

与传统手工制作流程相比,口腔修复 CAD/CAM 技术优势在于将经典设计理论知识和专家经验高度凝练为逻辑关系明确且充分必要的数学和三维图形学语言,快速、有效提高技师、医师的修复体设计水平和效率;现场制作速度快,节约患者时间成本,同时修复体的精密度更高,美观性也更好。当前几乎所有的修复体都可以数字化设计,主要包括牙体缺损修复体、固定义齿、可摘局部义齿、全口义齿、赝复体和种植个性化基台等。

### 三、数字化医学实验

医学实验室的发展经历了自动化、信息化、数字化、智慧化。实验室发展 4 个阶段彼此之间有着紧密关系,以自动化作为基础,不断完善进步,数字化实验室与传统实验室相比较,运用实时测量、数据采集、数据分析和智能控制等先进技术,实现了实验全过程与信息技术的全面整合。

(1)自动化是使用自动化设备代替人工操作,同时能自动记录收集相关业务信息的过程。

(2)信息化则是将仪器设备和内嵌系统形成的相关信息,通过各种信息资源进行记录和传输。

(3)数字化把模拟数据转换成用 0 和 1 标识的二进制码,其本质其实是基于实际可视化对象进行的转化过程。

(4)智慧化是基于数据化直接调用或指导到工作,将人需要付诸的精力和所需的理解减至最低,具有"拟人智能"的特性或功能。

数字化实验室的建设目的是从检验前、检验中、检验后,实现提质增效、降本增益、创新服务,具有信息资源共享、全程无纸化、采集自动化、分析智能化的特点。它的建设目标包括改进质量管理手段、规范实验室内部管理、设备数据的自动采集、实现检验数据大范围共享、支持实验室大数据的分析与应用,以及提升用户对服务的满意度。

特别是近些年来,随着临床研究的兴起,大样本临床试验过程变得更为复杂、动态,它们将需要更加灵活的方案设计、现代的数据管理和以患者为中心的技术,数字技术、信息技术的加持,可以让近于实时的数据支持决策成为现实。在临床试验中快速精准匹配受试者,并通过样本病例的大量数据清洗与初步分析指导设计,利用数字化技术对患者进行全程数据记录与管理,极大程度的保证研究的科学性、规范性,从而提高临床研究的质量和效率。

# 第六章

# 数字健康发展面临的挑战与建议

## 第一节　问题与挑战

近年来,数字健康蓬勃发展,新技术、新应用、新业态不断涌现,与传统医疗健康深度融合,为实现从"以治病为中心"转向"以人民健康为中心"提供了有效抓手,也为我国深化医药卫生体制改革与带动数字经济发展提供了有力支撑。然而,人工智能、物联网等技术与医学结合为人类健康带来福祉的同时,也产生了一系列社会、伦理与法律问题,数字健康的发展面临诸多困难与挑战。

### 一、数据视角

#### (一)数据安全保障难

数字健康最底层的毫无疑问是数据,医疗健康数据既属于个人隐私范畴,也是国家重要的基础性战略资源,如何保护个人隐私不会受到侵害,如何保障数据资源不被泄露、滥用,维护国家战略安全、国家生物安全、人民生命安全和公民个人隐私安全,是数字健康面临的首要挑战。

随着医疗健康行业数字化程度的提升,医疗健康信息系统遭受网络攻击、黑客入侵和数据绑架等恶性事件的频率也呈现上升趋势。根据美国健康与人类服务部报告显示,已有数以百万计的医疗保健记录受到过此类数据安全影响。仅2018 年美国发生的大型医疗数据泄露事件就接近 20 起,每起事件涉及的健康数据均达到十万至数十万份。在我国抗击新冠肺炎疫情的关键时期,就出现了来自外国的黑客组织,利用肺炎疫情题材为诱饵文档,对我国医疗机构、政府部门发动高持续性的威胁攻击。

而另一方面,不少医疗机构在网络安全防范意识、网络安全防护设备、系统防护及数据保护措施等方面存在漏洞。漏洞分析公司 Greenbone Networks 的研究人员于 2019 年通过对全球 2 300 个医疗影像归档及通信系统进行分析后发现,其中接近 600 个系统能够直接进行访问,这意味着其中存储的 50 多个国家的超过 2 400 万份的医疗数据可以被任何人随意查看或下载。另外,还有部分机构为了商业利益将消费者医疗数据出售给第三方。

针对隐私保护问题,常用解决方法包括匿名化处理和公布不完全的数据集等。然而,事实证明,经过匿名化处理的数据集无法成功解决个人身份被复原的问题。早期研究表明,利用基本人口统计学属性结合诊断数据、出生年份、性别及种族等基因组研究数据可以实现患者身份的唯一性识别。澳大利亚卫生部曾公开发布了涵盖国内 10% 人口的匿名化医疗记录,研究人员仅在 6 周之后就完成了重新识别。*Nature Communications* 发表的一篇文章也指出,只需要知道少数几个属性就能够以高可信度重新识别出个体身份,即使数据集是不完整的。已知属性越多,识别的可能性越大,99.98% 的美国人可以在使用 15 个人口统计属性的任何数据集中被正确地重新识别。因此,可以认为匿名化处理,以及只公布取样数据集或不完全数据集不足以保护个人隐私,这无疑给我们习以为常的匿名化处埋后直接发布流程在技术与法律 2 个层面提出了严重挑战。

**(二)数据共享融合难**

医疗健康数据的传播共享是数字健康发挥价值的前提和基础,但其共享环节链条长、易于传播复制,在收集、存储、应用等环节都可能出现数据安全问题。这使得消费者能够感知到隐私泄露而损害自身利益的风险,与数据使用主体间的信任危机难以避免,导致消费者不愿将自身数据共享或持观望态度。

在大数据时代,体量庞大的数据资产已经成为重要的战略资源,被视为支撑社会发展的"金矿",在推动医学、社会科学、人工智能等领域的科学进步,以及改变企业与政府的运作方式等方面拥有巨大的潜力。在机构层面,由于医疗健康数据存在异构性、有偏性特征,医疗机构出于自身利益不愿失去对数据资产的控制权。各医院之间、上级医院与社区卫生部门,以及基础医疗机构之间,甚至是医院内部不同科室之间的数据都没有得到有效的共享与融合。

另外,大量的医疗机构各自独立维护一套电子健康记录系统,系统服务商众多,各系统的数据标准不统一,管理方式、数据格式及类型均不相同,相互之间的接口未打通,难以互联互通,造成了严重的"数据孤岛"问题。同时,医疗机构对临床诊断、操作和手术、理化检查及耗材使用等关键环节缺乏高质量的结构化数据,这也为数据共享与融合增加了技术困难。所有这些从思想到技术等不同层面的因素导致了医疗健康数据在不同机构、不同区域、不同行业之间难以做到有效融合与共享,给基于数据驱动的健康评估、疾病预警、产品研发等数字健康服务带来了阻碍与挑战。

### (三)数据规范利用难

随着大数据时代的到来,数据的采集成本、计算成本、存储成本已经大幅度降低,医疗行业需要存储的历史数据和增量数据越来越多,这为个性化医疗、辅助诊疗等"智慧医疗"的开展提供了坚实可靠的大数据支撑。然而,医学大数据的来源和类型通常是多样和异质的。例如,电子健康记录数据集可能具有数千个特征维度,包含患者人口学特征、诊断过程、治疗过程、随访等内容,涵盖图像、文本、结构化或非结构化的数据类型。而在其他应用场景中还包括音频、视频,如远程医疗和咨询服务还可能涉及多个地点的医疗专家之间的交互式多媒体通信。同时,各种可穿戴健康设备的出现,使得血压、心率、体重、血糖等的实时监测成为现实,信息的获取和分析速度已经从原来的按"天"计算,发展到了按"小时"、按"秒"计算。不断创新的数字健康技术和产品使得数据的扩展速度和覆盖范围不断加速和延伸,而海量的多源异质性数据增加了从业人员的认知难度,以及对数据进行清洗、分析和挖掘利用的难度。

优质医疗数据资源不仅获取困难,还存在标准化程度不高的问题。比如患者主观感受相关的自我报告数据相比医疗机构电子病例数据标准化程度更低,因此需要专业人员进行数据库的顶层设计和数据的清洗与标准化,并逐步引入更为标准和权威的患者报告数据收集系统,推动患者行为数据、生活数据收集工具的使用,以获得种类丰富的高质量数据来构建更为完备的"患者画像"。

数据规范化方面,目前针对相同的标准化主体存在不同的规范指南,不同组织和研究机构之间难以做到统一标准。同时,数据整理工作繁杂,需要大量医学领域背景知识,而由于医疗机构从业人员的标准化培训水平参差不齐,导致大量数据的处理并不规范。另外,目前已有的数据标准和相应的数据处理系统主要针对相对单一的任务数据源进行设计和开发。考虑疾病分类和医学数据的多样性,针对特定领域和特定疾病的多源异质性数据,制定综合的医学大数据采集、处理和使用标准,基于此类标准开发新的综合系统,是目前医学大数据和 AI 领域亟待解决的问题。

数字健康所依托的"循数决策"模式在提升医疗健康服务效率同时也带来了技术依赖风险。基于数据驱动的决策模式容易导致服务提供方对技术手段和大数据的过度依赖,而一旦所依赖的数据有误或存在技术缺陷,便可能造成难以挽回的损失。因此,在爆炸式增长的数据中"挖掘价值"的同时,及时甄别虚假、错误数据,提升数据决策支持效果,尽可能避免风险事件的发生,也是数字健康从业者需要重视的问题。

**二、服务视角**

**(一)应用效果亟待提升**

随着 5G 正式商用及与大数据、互联网+、人工智能、区块链等前沿技术的充分整合和运用,5G 医疗健康越来越呈现出强大的影响力和生命力,逐渐在智慧导诊、移动医护、智慧院区管理、AI 辅助医疗,以及远程会诊、远程超声、远程手术、应急救援、远程示教、远程监护等院内外应用场景中发挥着越来越重要的作用。而实际上,数字健康已经涵盖了传统医疗健康服务的各个业态,包括数字医疗、数字医药、数字健保、数字医检、数字医养康养、医疗健康云服务等,极大地创新了医疗健康服务模式,提升服务质量和效率的同时增强了患者的获得感。

然而,在实际应用中,部分产品效果尚未达到用户预期。国外学者对使用过、正在使用或有意向使用生育或生理周期相关应用程序(application,APP)来避孕的 1 000 名女性进行了调查,内容涉及用户基础知识、应用程序界面设计、产品特点、功能和评分等。研究结果显示,65.4%的被调查者有一些生育相关知识,16.5%的被调查者几乎不了解相关知识。被调查者很重视 APP 的科学性,认为科学的 APP 帮助其识别月经周期中的排卵日对于避孕很重要,且个性化的信息支持有助于其避孕。然而,大部分被调查者表示使用过的 APP 对排卵期的预测不够准确,亟须程序开发商与女性保健专家合作以开发出更加科学实用的 APP。

我国数字健康行业目前仍然处于初期发展阶段,数字技术在诸多健康服务领域的开发和应用尚未形成完整体系架构,AI 辅助诊疗、数字药物研发等新兴商业模式还不成熟,线上就诊的安全性、交互性、有效性等场景体验亟待改善。

在实践中,远程医疗、互联网医院、数字医保等模式目前占据的份额仍然较小。此外,服务供给方实现由线下到线上模式的转变受到政府政策、资金投入、观念更新等诸多因素的影响,用户本身对数字健康服务也有从陌生、熟悉到接受的较长过程。这些因素导致数字健康服务用户使用率低和依从率低,进而导致数字健康服务在一段时期内难以从用户长期使用和积极反馈过程中实现成本降低和效益提升,其可持续价值创造能力仍然面临挑战。

### (二)服务设计还需改进

2018 年,国家卫生健康委员会印发的《进一步改善医疗服务行动计划(2018－2020 年)》指出,要以患者为中心,创新医疗服务模式,满足医疗服务新需求。近年来,国内外诸多科研机构、高校、企业和服务设计团队在医疗健康领域展开了相关的服务设计研究,并在医疗健康产品开发、服务流程的创新与优化等方面取得一定进展,为构建更完整的医疗服务、健康管理体系提出了可供参考的解决方案。但实践中,在识别与满足用户既有需求,挖掘与引导新需求等方面还有较大的差距,因而服务设计的改进还有很大的提升空间。

以面向老龄人群的智慧康养为例,我国政府近几年出台了大量的关于智慧康养政策与文件,但大多只关注平台设施建设和产品设备开发,对平台服务和产品服务尤其是后续服务尚未给予相应的关注。忽视智慧康养的全过程服务,有效需求不旺、实际供给不足,成为制约智能养老的一个重要瓶颈。如平台建设过程中给老年人一个"智能盒子",其上标明很多功能,如为老服务、智慧医疗等,但老年人反映该产品基本上就是一个装在电视上的电话本,还需手动输入号码才能拨打电话,这显然不够"智能"。

再者,老年人的需求也是多样的,除健康管理和疾病诊疗外,休闲娱乐、精神慰藉、生活照料、医疗护理、生活消费和情感支持服务同样十分重要,且这些更是低龄老年人的重要关切。因此,面向不同人群开展"患者画像",深入了解和挖掘患者在自身身体状况、服务使用意愿和障碍等多方面的特点和需求,以及产品和服务使用过程中存在的问题,改进产品和服务设计,按需提供更为适合的个性化照护支持方案,是推动精准护理的实现、进一步提高患者救治效果和整体就医体验的关键。

另外,临床问题通常具有不确定性和开放性,目前的数字健康产品和服务的设计研发往往聚焦单一病种或特定单一任务。例如,在临床诊断领域,大多数

AI 技术仅针对单一疾病进行诊断,而在真实的临床诊疗场景中,常见的共病现象使得大量 AI 技术瞬间丧失诊断能力。在智慧康养领域,有些老年人往往会罹患多种慢性疾病,多个单一病种的健康管理服务的叠加可能徒增患者使用的复杂度而不能提高诊疗效果和患者满意度。因此,未来的数字健康发展可能需要面向复杂场景提供产品和服务,以发挥数字技术的更大动能,而如何设计和实现也是其面临的重要挑战。

### (三)服务评价监管还需改善

与传统医疗服务一样,医疗质量和患者安全是"互联网+医疗"服务需要考虑的首要问题。通过图文、语音、视频等方式做出诊断和治疗建议,是对传统诊疗模式的转型和重塑,而数字技术还在发展演进过程中,不成熟的技术和算法,以及不够专业规范的操作等都可能增加误诊、医疗损害或其他安全风险。因此,对数字健康服务开展安全性、有效性评价,进行严格而适度的监管是促进其有序发展的关键。

尽管当前的医学 AI 技术研究已经到了白热化阶段,但关于医学 AI 评价指标及算法设计标准的研究仍较少。在传统医学领域,随机对照实验(randomized controlled trial,RCT)研究是衡量医疗技术的金标准,广泛用于特定技术或药物有效性的评估和检测。当 AI 技术应用于医学领域后,传统的 RCT 研究不再适用于评估新兴的智能医学技术,如何制定新的评价标准与规范是当前面临的一项挑战。有学者探索性地以临床结局和患者收益作为评价医学 AI 系统的指标,发布了医学 AI 算法的临床实践指南以规范医学 AI 算法开发及验证中的各个步骤。他们呼吁从临床角度出发,以临床研究中已有的生物统计方法学标准作为参考,扩展医学 AI 算法的设计标准及评价指标。另外,已有的测试基准存在数据集单一、无法模拟真实临床场景等局限性,目前仍缺乏一套受到广泛认可且持续更新维护的测试基准,用于客观评估和量化 AI 技术在医学领域的应用能力。而由于疾病分类的多样性,临床医师研究任务的复杂性,以及医学大数据的多源异质性,构建全面且公平的测试基准十分具有挑战性。

### 三、基础设施视角

数字资源使用分配会受到社会地位、经济条件、文化程度等因素影响,不同群体对数字资源的占用呈现非均衡性,对医疗健康信息的获取程度也会出现因地因人而异的结果。5G 远程医疗和人工智能支持下的医疗卫生服务,打破了传统医院和医疗服务的空间和时间界限,助力优质医疗资源下沉,让民众能够获得更加便利、智能和普惠的诊疗与健康管理。然而,在新的医疗服务模式下,医疗信息领域的城乡差异问题、老年人群体的数字技术适应性问题、低收入者和妇女儿童等弱势群体采购能力不足等问题,正在形成新的数字鸿沟,造成新的数字不平等。

城乡二元结构是中国主要的社会形态之一,信息技术基础设施在城乡间的普及程度也有明显差别。比如,中国互联网络信息中心第 50 次《中国互联网络发展状况统计报告》显示,截至 2022 年 6 月,我国网民规模为 10.51 亿,互联网普及率 74.4%。城镇地区互联网普及率为 82.9%,农村地区互联网普及率为58.8%,如图 6-1 所示。我国非网民规模为 3.62 亿,从地区来看,我国非网民仍以农村地区为主,占比为 41.2%,高于全国农村人口比例 5.9 个百分点;从年龄来看,60 岁及以上老年群体是非网民的主要群体,占比为 41.6%,较全国 60 岁及以上人口比例高出 22.5 个百分点[1]。

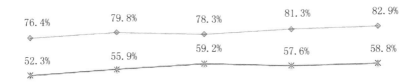

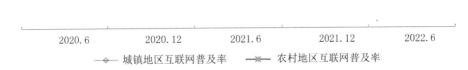

**图 6-1　城乡地区互联网普及率**

使用技能缺乏、文化程度限制、年龄因素和设备不足是限制非网民上网的主要原因,即使是最简便的智能手机终端,也会因用户不会使用或操作不当而导致产品出现故障,一些相对复杂的可穿戴设备则更易损坏而无法继续使用。这种基础设施不发达,以及收入来源不稳定等因素,共同决定了农村地区老年群体在数字健康服务获取方面的双重劣势。

---

[1] 全国农村人口比例、60 岁及以上人口比例根据国家统计局《第七次全国人口普查公报》推算。

另外,传统医疗健康与数字技术之间仍存在隔膜,一些传统医疗健康行业的从业人员,特别是管理者,对数字技术认知不足,对投入数字基础设施不理解不支持,从而造成临床医学领域与数字健康领域之间的协同、创新与融合度较低,进而影响了数字技术在医疗健康领域应用的成功率,不利于数字健康产业价值的提升。

此外,还有受教育程度造成的数字鸿沟。教育水平的差异会影响个体医疗理念,以及个体利用信息程度的差异,尤其是对医疗卫生服务信息的利用。AI支持的智慧医疗不仅是一种医疗实践,还是一种全新的医疗理念。理念是个体行为的先导,医疗观念会影响个体寻求医疗卫生服务的行为。就医疗理念而言,受到较高层次教育的个体对现代和代表未来发展趋势的医疗理念具有更开放的接受态度,也更愿意尝试新的医疗模式;就医疗实践而言,智慧医疗包括一些更加轻便且适合个体使用、区别于医院购买的大型医疗设备的便携式设备,这些设备的购买和利用受到个体消费理念及消费能力的影响,而这两者都与个体受教育程度密切相关。

# 第二节  建  议

## 一、加强健康医疗数据安全保障

国务院办公厅印发的《关于促进和规范健康医疗大数据应用发展的指导意见》(国办发〔2016〕47号)中指出,要加快健康医疗数据安全体系建设,建立数据安全管理责任制度,制定标识赋码、科学分类、风险分级、安全审查规则。制定人口健康信息安全规划,强化国家、区域人口健康信息工程技术能力,注重内容安全和技术安全,确保国家关键信息基础设施和核心系统自主可控稳定安全。开展大数据平台及服务商的可靠性、可控性和安全性评测,以及应用的安全性评测和风险评估,建立安全防护、系统互联共享、公民隐私保护等软件评价和安全审查制度。加强大数据安全监测和预警,建立安全信息通报和应急处置联动机制,建立健全"互联网+健康医疗"服务安全工作机制,完善风险隐患化解和应对工作措施,加强对涉及国家利益、公共安全、患者隐私、商业秘密等重要信息的保护,加强医学院、科研机构等方面的安全防范。

医疗卫生服务机构和互联网＋医疗平台应树立较强的网络安全和数据安全意识,主动承担安全保障责任,建立安全保障工作制度。明晰数据权属,数据所有权和使用权分离,数据使用要按需调用、安全授权。对数据进行分类存储和分类授权管理,分配特定责任人。综合运用法律法规、政策、技术、市场等手段,抵御和防范数字健康发展中的网络攻击、数据管控、隐私泄露等风险。加强数据安全审查、评估和监管,保障数据存储、访问、传输和跨境流动的安全。此外,数据保护还需要新的隐私保护技术的研究开发,以及相关政策的制定、更新和落实。《个人信息保护法》已于 2021 年 11 月 1 日实施,政府应在明晰不同参与主体职责的前提下,将其各项规定落实到健康医疗信息的收集、整理、交换、应用等诸多环节中,通过辅助的匿名算法、角色识别、访问控制等技术切实保护利益相关者的信息安全。

### 二、推动数据和系统的互联互通与共享融合

公众对医疗卫生健康数据使用的信任及其隐私得到保护,是发展数字健康中至关重要的环节。通过明晰数据的所有权、确保知情同意程序的恰当性、提高公共信息数据使用的透明度、使公众在数字健康发展中受益、采取有效的控制和保障机制保护个人信息安全,以及建立经得起公众监督的问责机制等,均有助于建立公众对数据使用的信任。至于机构间的数据隔阂,需要通过行政、法律、经济、技术等手段来打破,比如制定明确的政策法规,出台激励措施鼓励医疗健康数据合理、合规、合法、安全的开放和使用;建立政府主导、市场运营、全民参与、共建共治的医疗机构数据共享机制,制定统一的数据标准,对相关数据进行分类管理,促进医疗机构之间信息的互通共享。

### 三、夯实数字健康基础设施建设

一方面,通过政策支持、资金投入等,进一步发展 5G、光纤网络、移动物联网等新一代通信网络基础设施,以及 AI、区块链等数据和算力设施,弥补地域间差异,为数字健康服务提供良好的技术支持。另一方面,加大宣传教育力度,培养公众互联网诊疗的就医习惯,提高老年群体对数字健康产品和服务的使用技能,缩小不同群体间的数字鸿沟,提升公民数字健康素养,为数字健康服务提供良好的"土壤"。

### 四、优化产品服务推进可持续发展

针对不同类型的用户，如机构、个体等开展不同方式的需求调研和分析，基于用户的生理、心理、认知和习惯等特征开展"用户画像"，据此设计和改进产品与服务，并在用户使用过程中与用户进行双向反馈，提高产品服务的利用率和普及率。针对特殊群体，要进行适配化改造设计，消除数字健康服务过程中的算法歧视和数字不平等问题。

### 五、加强人才培养与专业队伍建设

整合现有高校、研究所、服务商的软硬件资源，通过搭建医学、信息学、管理学等交叉学科培养体系和实践教学基地，探索数字健康复合型专业人才培养模式，解决现有高精尖数字健康人才缺口难题。另外，也需要加强基层医疗人员培训，培养更多的专业医师和全科医师，提高线上服务队伍的专业水平。

# 参 考 文 献

[1] 李韬.数字健康 构建普惠均等共享的卫生健康共同体[M].北京:人民出版社,2021.

[2] 尼克.人工智能简史[M].北京:人民邮电出版社,2017.

[3] 杨长兴,李连捷.医学计算机应用基础[M].北京:中国铁道出版社,2014.

[4] 王呼生,常沛.新编医学计算机信息应用[M].北京:中国铁道出版社,2016.

[5] Newborn M.Deep Blue:An Artificial Intelligence Milestone[M].New York:Springer Science&Business Media,2013.

[6] Ortiz-Rodriguez JM,Guerrero-Mendez C,Martinez-Blanco MDR,et al.Breast Cancer Detection by Means of Artificial Neural Networks[M]. London:INTECH,2018.

[7] 黄如意,井淇.数字化时代的数字健康:内涵、特征、挑战与治理路径[J].卫生经济研究,2022,39(06):60-63+66.

[8] 肖丽,林林,谢鹏,等.基于区块链的中医电子病历系统的应用研究[J].时珍国医国药,2018,29(12):3062-3064.

[9] 梁莞然.信息时代下的大数据"金矿"[J].互联网经济,2016(06):16-19.

[10] 李一男,胡婷,王婧婷.基于大数据的"用户画像"在患者体验提升中的应用现状与前景展望[J].中国护理管理,2020,20(05):776-779.

[11] 郭熙铜,张晓飞,刘笑笑,等.数据驱动的电子健康服务管理研究:挑战与展望[J].管理科学,2017,30(01):3-14.

[12] 李洁.数字鸿沟背景下中国"智慧医疗"的发展[J].电子政务,2018(02):89-96.

[13] 杨菊华.智慧康养:概念、挑战与对策[J].社会科学辑刊,2019(05):102-111.

[14] 崔光悦,庞静,姚俊鑫.医疗信息交换平台(HIE)现状分析及展望[J].信息系统工程,2018(05):134.

[15] 张知非,杨郑鑫,黄运有,等.医学大数据与人工智能标准体系:现状、机遇与挑战[J].协和医学杂志,2021,12(05):614-620.

[16] 沈文玮.论当代人工智能的技术特点及其对劳动者的影响[J].当代经济研究,2018(04):63-69.

[17] 谈在祥,韩晓平,丁甜甜.我国医疗人工智能的发展困境与对策[J].卫生经济研究,2020,37(06):13-15.

[18] 王笛,赵靖,金明超,等.人工智能在医疗领域的应用与思考[J].中国医院管理,2021,41(06):71-74.

[19] 金春林,何达.人工智能在医疗健康领域的应用及挑战[J].卫生经济研究,2018(11):3-6.

[20] 刘伯炎,王群,徐俐颖,等.人工智能技术在医药研发中的应用[J].中国新药杂志,2020,29(17):1979-1986.

[21] 韩启德,倪光南,詹积富,等.《数字健康:构建普惠均等共享的卫生健康共同体》书评[J].新阅读,2021(12):36-37.

[22] 何波,王桂胜.基于区块链技术的医疗管理信息化应用分析[J].四川大学学报(自然科学版),2018,55(06):1219-1224.

[23] 韦安琪,陈敏.医疗卫生区块链技术应用探讨[J].中国医院管理,2019,39(03):62-63.

[24] Vayena E,王晶.数字健康:面临的伦理和政策挑战[J].中国医学伦理学,2018,31(04):538-539.

[25] 王洪波,王茏.《GB 4943.1-2011 信息技术设备安全》解析[J].认证技术,2013,79(05):43-45.

[26] 朱庆华,韩文婷,吴琼,等.健康信息学研究:起源、现状与未来[J].信息资源管理学报,2018,8(04):4-14＋97.

[27] 王毅,陈启鑫,张宁,等.5G通信与泛在电力物联网的融合:应用分析与研究展望[J].电网技术,2019,43(05):1575-1585.

[28] 刘成,李正辉,高基豪,等.基于5G移动通信技术和软交换技术在通信工程中的应用研究[J].轻纺工业与技术,2020(03):142-143.

[29] 李建功,唐雄燕.智慧医疗应用技术特点及发展趋势[J].医学信息学杂志,2013,34(06):2-7.

[30] 胥婷,崔文彬,于广军.我国智慧医院建设现状及发展路径[J].中国医院,2020,24(03):1-3.

[31] 章文博,于尧,王洋,等.数字化外科技术在上颌骨缺损重建中的应用[J].北京大学学报(医学版),2017,49(01):1-5.

[32] Sweeney L.Weaving technology and policy together to maintain confidentiality[J].Journal of Law,Medicine and Ethics,1997,25(2-3):98-110.

[33] Loukides G,Denny JC,Malin B. The disclosure of diagnosis codes can breach research participants' privacy[J].Journal of the American Medical Informatics Association,2010,17(03):322-327.

[34] Rocher L,Hendrickx JM,de Montjoye YA.Estimating the success of re-identifications in incomplete datasets using generative models[J].Nature Communications,2019,10(01):3069.

[35] Rajkomar A,Oren E,Chen K,et al.Scalable and accurate deep learning with electronic health records[J].npj Digital Medicine,2018,1:18.

[36] Zhang Z ,Gao W,Zhang F,et al.Landscape of Big Medical Data:A Pragmatic Survey on Prioritized Tasks[J].IEEE Access,2019,7:15590-15611.

[37] Starling MS,Kandel Z,Haile L,et al. User profile and preferences in fertility apps for preventing pregnancy:an exploratory pilot study [J].Mhealth,2018,4:21.

[38] Huang Y,Zhang Z,Wang N,et al.A new direction to promote the implementation of artificial intelligence in natural clinical settings[J].arXiv-CS-Artificial Intelligence,1905.02940.

[39] Cruz Rivera S,Liu X,Chan AW,et al.Guidelines for clinical trial protocols for interventions involving artificial intelligence:the SPIRIT-AI extension [J].Nature Medicine,2020,26(09):1351-1363.

[40] Parikh BR,Obermeyer Z,Navathe S A.Regulation of predictive analytics in medicine[J].Science,2019,363(6429):810-812.

[41] Liu X,Cruz Rivera S,Moher D,et al.Reporting guidelines for clinical trial

reports for interventions involving artificial intelligence: the CONSORT-AI extension[J].Nature Medicine,2020,26(09):1364-1374.

[42] Odescalchi EP.Can a Machine Think? [J].School Science and Mathematics, 1958,58(09):667-671.

[43] Newell A,Simon H.The logic theory machine——A complex information processing system[J].IEEE Transactions on Information Theory,1956,2 (03):61-79.

[44] Carthy JM.Recursive functions of symbolic expressions and their computation by machine,PartI[J].Communications of the ACM,1960,3(04):184-195.

[45] Zhu Z.Overview of artificial intelligence development[J].Science and Technology of West China,2011,10(17):8-10.

[46] Ghahramani Z.Probabilistic machine learning and artificial intelligence[J].Nature, 2015,521(7553):452-459.

[47] Huang H,Yang X,Wang X,et al.Overview of domestic blockchain research based on CNKI[J].Software Guide,2020,19(01):234-237.

[48] Han X,Yuan Y,Wang F.Blockchain security:research status and prospects [J].Journal of Automation,2019,45(01):206-225.

[49] Shen X,Pei Q,Liu X.Overview of blockchain technology[J].Journal of Network and Information Security,2016,2(11):11-20.

[50] Yuan Y,Wang F.Development status and Prospect of blockchain technology[J]. Journal of Automation,2016,42(04):481-494.

[51] Shao Q,Zhang Z,Zhu Y,et al.Overview of enterprise blockchain technology[J]. Journal of Software,2019,30(09):2571-2592.

[52] Zeng S,Huo R,Huang T,et al.Research review of blockchain Technology: principle,progress and application[J].Journal of Communications,2020,41 (01):134-151.

[53] Zhou L,Wang L,Sun Y.MIStore:a Blockchain-Based Medical Insurance Storage System[J].Journal of medical systems,2018,42(08):149.

[54] Claude P,Jesse E.Blockchain for Healthcare:The Next Generation of Medical Records? [J].Journal of medical systems,2018,42(09):172.

［55］Hoy MB.An Introduction to the Blockchain and Its Implications for Librar-
ies and Medicine［J］.Medical Reference Services Quarterly,2017,36(03)：
273-279.

［56］李泽涛.基于区块链的医疗健康数据隐私保护方法研究［D］.北京:北方工业
大学,2022.

［57］程浩伦.基于数字孪生的健康管理服务设计研究［D］.北京:北京印刷学
院,2022.

［58］中国互联网络信息中心.中国互联网络发展状况统计报告［EB/OL］.
http://www.cnnic.net.cn/n4/2022/0914/c88-10226.html.

［59］国家卫生和计划生育委员会,国家中医药管理局.卫生计生委 中医药局关
于印发进一步改善医疗服务行动计划(2018－2020 年)的通知［EB/OL］.
http://www.gov.cn/gongbao/content/2018/content_5299607.htm.

［60］互联网医疗健康产业联盟.5G 时代智慧医疗健康白皮书［R/OL］.https://www.
sohu.com/a/371943594_470071.